Marianne Kestler

Am Anfang war der Tod.
Leben mit Manie und Depression

House of Experience

Band 4

Marianne Kestler

Am Anfang war der Tod.
Leben mit Manie und Depression

House of the Poets

Paderborn Paris

Erste Auflage 2003

House of the Poets
Detmolder Str. 74
33100 Paderborn
Tel.: 05251-6897950
Fax: 05251-8786599
www.hotpoets.de
Druck: Druckerei Bonifatius GmbH, Paderborn
Covermotiv: Claus Bruns
Coverdesign: Komma GmbH, Paderborn
Printed in Germany

ISBN 3-936706-01-8

Für Gary

Einleitung des Verlags

Marianne Kestler zieht in ihr Leben hinein, verwandelt den Lesenden zu einem Teil ihrer selbst. Wer noch nie eine psychiatrische Anstalt betreten hat, der wird es mit Marianne tun. Wer nicht weiß, was eine endogene Depression ist, der wird diese mit Marianne erleben; denn Marianne Kestler besitzt eine seltene Gabe: Empfindungen teilen zu können.

Vorwort eines Arztes

Als Marianne mich bat, ihr Manuskript aus psychiatrischer Sicht Kontrolle zu lesen, hätte ich beinahe abgelehnt. Ich kannte Teile des Textes aus dem Internet und wusste, wie persönlich er war. Es kam mir nicht richtig vor, dass ich aus fachlicher Sicht Mariannes Schilderungen beurteilen und damit einen Einblick in ihr Leben bekommen sollte, der mir als Freund nicht zustand. Aber je mehr ich von dem Text las, desto deutlicher wurde mir, wie viel ich von ihm lernen konnte.

„Am Anfang war der Tod" ist kein Buch, das Ärzten gefallen wird. Zu verwirrend ist die Symptomatik. Der *Fall Kestler* kann auch nach sorgfältigem Studium des gesamten Textes nicht ausreichend beurteilt werden. Das zeigen unter anderem die vielen verschiedenen Diagnosen, die Marianne im Laufe ihres bisherigen Lebens erhalten hat. Dieses Buch kann jedoch gerade für uns Ärzte hilfreich sein. Ruft es uns doch in Erinnerung, dass das Leben nicht den medizinischen Klassifikationen folgt, all unsere Erklärungsversuche nur Konstrukte sind und der Mensch in der Komplexität seines emotionalen Seins nie vollkommen begreifbar sein kann.

Die Psychiatrie hat in den vergangenen Jahrzehnten viel gelernt. Wir wissen von Transmittersystemen und Medikamentenwirkungen, von Dopamin-Turnovers und Modulationen der Genexpression. Wir können manches erklären und vielen Betroffenen gut helfen. Aber immer wieder stoßen wir an die Grenzen des Möglichen, immer wieder entzieht sich das Objekt Mensch einer wissenschaftlichen Erfassbarkeit. Denn der Mensch ist mehr als die Summe seiner Botenstoffe, mehr als ein starres psychotherapeutisches Theoriekonzept erklären kann. Jeder Einzelne von uns ist ein ganzer Kosmos an sich widerstreitenden Gefühlen und Regungen, an Konflikten, Assoziationen, Freuden und Leiden, in seiner Art einzigartig und unbegreiflich.

Doch manchmal kann man den anderen berühren, ihn spüren und auf emotionaler Ebene nachvollziehen. Und hier liegt die Größe von Mariannes Werk. Sie teilt mit uns ihr einzigartiges Menschsein in all seiner schmerzhaften Intensität. „Am Anfang war der Tod“ ist kein schönes Buch, dafür tut das Lesen manchmal zu weh. Aber es ist ein sehr wertvolles Buch, das den Leser das vielleicht größte Wunder dieser Welt erleben lässt: das authentische Erleben und Fühlen eines echten Menschen.

Matthias Sokoliuk, Facharzt für Psychiatrie in Nürnberg

Höhenflüge und Abstürze
1

Warum?
Südfrankreich, 17. Mai 1979

Die Lehrergewerkschaft streikt. Mal wieder. Das Gute daran: Der Unterricht fällt aus. Ich hänge mit ein paar Leuten vor der Schule herum und verziehe mich anschließend in den Arbeitsraum des Internats. Pascale tanzt vor dem Kassettenrekorder, Cathy liest Comics, Agnes dreht sich einen Joint, und Momo schminkt sich ausgiebig vor der Spiegelscherbe, die sie irgendwo auf dem Sperrmüll aufgegriffen hat.

„Die Kantine ist zu heute“, bemerkt Agnes. „Hat jemand Lust auf Pizza?“ – „Au ja!“ – „Ne, muss eh abnehmen.“ – „Kannst doch einen Salat essen.“ So geht das eine Weile. Momo ist mit Schminken fertig. Wir beschließen, zu zweit Pizza essen zu gehen.

Der Himmel ist bedeckt, was in diesen Teilen Frankreichs ziemlich außergewöhnlich ist, und trotzdem ist es draußen warm. Ich fühle eine totale Klarheit. Alles scheint wie durchsichtig. Ich habe das Gefühl, durch alles hindurchgreifen zu können und nicht mehr weit entfernt zu sein von dem letzten kleinen *d'accord*, das immer fehlt, wenn sich die Kreise aufeinander zu bewegen.

In der Pizzeria treffen wir Monsieur M., meinen Deutschlehrer des vergangenen Jahres. Er sitzt mit ein paar *Mitstreikern* vor einem gigantischen Mahl. Ich grüße kurz. Momo und ich bestellen einen halben Liter Wein und zwei Pizzen. Ein ungewöhnlicher Tag. Ich bin unruhig und weiß nicht wieso. Dabei ist es jetzt schon zwei

Monate her, dass ich aufgehört habe, Tricloethylen[1] zu schnüffeln. Die Leute reden wieder mit mir. Trotzdem fehlt noch das letzte kleine *d'accord*. Der Wein tut gut. Eine warme Schlange, die sich durch den Körper windet.

Wir trennen uns vor der Pizzeria. Momo muss noch ihre Hausarbeit zu Ende schreiben. Ich müsste eigentlich auch an meinem Philosophie-Referat weiterarbeiten. Über den Tod. Eigentlich ist es richtig bergauf gegangen in den letzten beiden Monaten. Ich bin überall zwei Noten besser geworden und kann wieder mit Leuten rumalbern. Vorgestern haben Domi und ich nachmittags die Schule geschwänzt und sind mit unserer Junkie-Clique an den Ardèche zum Baden gefahren. Alle nackt. Da habe ich das letzte kleine *d'accord* betrogen. Nicolas sitzt im Knast. Jeff ist spurlos verschwunden, und Alain hat Shit dabei.

Ich beschließe, nicht an meinem Philosophie-Referat zu arbeiten. Stattdessen gehe ich ins Café *Chez Mélo* und bestelle ein Bier. Ich krame ein paar Zettel aus der Tasche und fange an zu malen und zu schreiben. Die Hand, die aus meinem Hals kommt und an meinen Kopf greift, bekommt auf dem Papier Konturen. Dabei ziehe ich Bilanz – alles auf Französisch. Schließlich denke ich mittlerweile in dieser Sprache. Ich habe mein Tagebuch nicht dabei und schreibe erst mal auf die diversen Zettel. Kann ich später immer noch übertragen. Im Moment fließt es aus mir heraus. Gedichte, die immer schwärzer werden. Noch ein Bier. Auf einmal bin ich dabei, Abschiedsbriefe zu schreiben. Einen für die Lehrer. Einen für die, die mich finden, einen für meine Eltern ... Keiner ist schuld. Nur ich. Ich bringe sowieso allen nur Unglück. Noch ein Bier. Nicht ich bin es mehr, die hier sitzt und schreibt. Es

---

[1] Farbverdünner, der beim Einatmen nervenschädigend wirkt.

ist, als könne ich mich von außen betrachten. Die Briefe sind geschrieben, ich stehe auf und gehe.

Das Internat ist leer. Wie ausgestorben. Der Schlafsaal ist verschlossen. Ich schleiche ums Haus zu Geli, der deutschen Assistentin; ob sie mir mal ihren Schlüssel pumpen kann. Ich möchte mich ein bisschen hinlegen. Klar. Ich stehle mich durch die Hintertür in den Schlafsaal. Alles ruhig. Ich gehe in mein *Zimmer*, eine Ecke des Schlafsaals, aus der ich mit Hilfe von Schränken einen kleinen Intimbereich geschaffen habe. Ich öffne die Schranktür. Eine Socke fällt mir auf den Kopf, aber es scheint nicht mein Kopf zu sein. Da ist diese Plastiktüte voller Benzodiazepine[2]. Der Arzt wollte mich nicht krankschreiben.

„Ihnen fehlt nichts. Sie leiden unter Examensstress. Hier. Nehmen Sie davon, wenn Sie partout nicht schlafen können." Ich war dreimal da und habe Nachschub besorgt. Angerührt habe ich den Kram nie. Jetzt greift das *d'accord* in mir zu der Tüte. Ich gehe in den Waschsaal und höre einen Schlüssel im Schloss der Schlafsaaltür. Scheiße, die Putzfrau! Ich dachte, die streikt auch. Ich schwitze. Auf Zehenspitzen, die Plastiktüte fest an mich gedrückt, schleiche ich zu den Bidets, ziehe den Vorhang zu und kauere mich in eines dieser weißen Becken. Alles dauert eine Ewigkeit. Jetzt ist sie im Waschsaal. Ich höre Wasser und das Wisch-Wasch des Lappens auf den Bodenkacheln. Jetzt ist sie in den Klos. Eine Spülung nach der anderen. Jetzt kommt sie direkt an mir vorbei. Ich schließe die Augen. Dann sieht mich keiner. So hoffe ich. Sie geht vorbei. Zu den Duschen. Wieder Wasser. Jetzt kommt sie direkt auf mich zu. Ich halte den Atem an. Sie öffnet den Vorhang des Bidets neben mir und – schüttet den Putzeimer aus. Dabei trällert sie die Marseillaise. Die

---

[2] Beruhigungsmittel, die bei längerer Einnahme süchtig machen. Eine Überdosierung kann tödlich sein.

Schritte entfernen sich. Der Schlüssel dreht sich in der Tür. Dann ist Totenstille.

Langsam krieche ich aus dem Bidet heraus und gehe zu einem der Waschbecken. Ich leere die Plastiktüte. Drei Packungen à 20 Urbanyl[3]. Das müsste reichen. Sorgfältig drücke ich alle Pillen aus den Aluminiumgefängnissen auf die Ablage, hole meinen Zahnbecher, fülle ihn mit Wasser, kratze alles zusammen auf die Handfläche, schlucke es runter. Alle 60 Tabletten auf einmal mit einem Zahnbecher voll Wasser. Ich betrachte mich im Spiegel – „Mach's gut!" – und grinse. Dann gehe ich zurück zu meinem *Zimmer*, lege mich aufs Bett und warte. Und wenn das jetzt nicht gereicht hat? Die Gedanken überholen mich. Ich stehe auf, wühle in allen Schubladen. Antibiotika, Abführmittel, Aspirin, Nasentropfen. Egal. Alles rein. Und wenn sie mich zu früh finden? Ich lege mich UNTER das Bett. Mehr weiß ich nicht.

***

„Hey, kannst du mich hören? Hast du das hier geschluckt?" Jemand schüttelt mich und hält mir irgendwas vor die Nase. Dann wird es wieder dunkel. Irgendwer schüttelt mich. „Wo bin ich?" – „In der *Clinique de Pierrelatte*." Wieder dunkel. Ich kann alles hören, aber nichts sehen. Ich würge. Eine Stimme sagt: „Gut so, lasst sie kotzen!" Dunkel.

***

[3] Beruhigungsmittel, das erstens süchtig macht und zweitens bei Überdosierung tödlich ist.

20. Mai 1979

Es piepst. Regelmäßig. Piep, piep, piep. Ich öffne die Augen. Scheiße, wo bin ich hier? Was ist passiert? Habe ziemlich schnell geschnallt, dass ich auf der Intensivstation liege. Kannte ich bisher nur aus dem Fernsehen. Meine Haare sind bretthart und stinken nach Kotze. In meinem Arm steckt eine Nadel, die mich via Schlauch mit einer Flasche verbindet. Auf meinem Busen klebt ein anderer Schlauch, der mich mit diesem piepsenden Gerät neben mir verbindet. In meiner Blase steckt noch ein Schlauch, der direkt mit dem Plastikbeutel an der Bettseite verbunden ist. Verkabelt!

„*Pourquoi?* Warum hast du das getan?“ Vor meinem Bett steht Monsieur M. Ich schüttele den Kopf. „*Pourquoi?* Warum lebe ich noch?“ Monsieur M. schüttelt ebenfalls den Kopf: „Kannst du dir überhaupt vorstellen, was du angerichtet hast?“ – Oh Gott, das ist mir so scheißegal. „Das ist MEIN Leben. Und ich habe das Recht, damit zu machen, was ich will! Und jetzt lasst mich bitte allein, ja?“ Monsieur M. will was sagen, schüttelt nochmals den Kopf und verschwindet.

Eine Stunde später werde ich gewaschen. Die Schläuche werden entfernt. Ich kann mich hinsetzen. Oh Mann, ist mir schlecht. Neben meinem Bett sitzt ein bärtiger Typ im weißen Kittel. Monsieur S., Anästhesist. Er war es, der mir den Magen ausgepumpt hat. Mein Gott, wie ich ihn hasse! „Sie waren drei Tage im Koma.“ Ich höre absichtlich nicht zu. Aus mir kriegt der nix raus. „Sie hatten eine Pubertätskrise. So ein Geografielehrer ist doch kein Grund, sich das Leben nehmen zu wollen.“ Halt, Moment mal. Den hatte ich doch längst vergessen! „Woher wollen Sie denn das wissen?“ Statt einer Antwort fährt er fort: „Ihnen dürfte bekannt sein, dass Tricloethylen ein starkes Nervengift ist und nach und nach Neuronen irreversibel zerstört!“ WOHER WEISS

DER ...? In meinem Kopf brummt ein Hubschrauber. Ich sage nix mehr. Erst später fällt mir das Tagebuch ein. WER HAT DAS ALLES GELESEN??? Von wegen Pubertätskrise, dass ich nicht lache! Bin achtzehneinhalb Jahre, volljährig und für mich selbst verantwortlich. Wer alles hat eigentlich mein intimes Tagebuch gelesen? Ich glaube, ich werde verrückt. O. K., diesmal hat es nicht geklappt. Bei der nächsten Gelegenheit aber, ich schwör's!

Sitze draußen auf dem Flur im weißen Flügelhemd und rauche eine geschnorrte Zigarette. Momo kommt auf mich zu. Sie hat mir Klamotten und Waschzeug in einer Reisetasche mitgebracht und eine Stange Gauloises. Plus einen Schreibblock mit Stiften. „Ich denke, den kannst du jetzt brauchen!" Ich bin baff. Statt irgendwas zu sagen, fange ich an zu heulen. Ohne Ende. Kann nicht mehr aufhören. Momo nimmt mich in die Arme und fragt: „*Pourquoi?* Warum hast du das getan?" Sie heult jetzt auch. Wenn es ein Wort gibt, das ich NIE WIEDER hören will, dann ist das dieses scheiß WARUM! „Bitte lass mich allein", schluchze ich. Momo steht auf und geht. Ich sitze immer noch da, rauche und heule. Weiß nicht wie lange. Dr. S. kommt vorbei. „*Pourquoi?* Warum weinen Sie?" – „Verpiss dich!"

***

21. Mai 1979

Ich werde verlegt. In die Psychiatrie. Offene Abteilung. Bekomme ein Einzelzimmer mit Bad, Fernseher und Telefon. „Wann kann ich hier raus?" – „Erst mal bleiben Sie hier. Übermorgen haben Sie einen Termin mit dem Neurologen." Ich setze mich auf die Fensterbank. Rausspringen bringt nix. Parterre! Schnappe mir einen Augenbrauenstift und schreibe auf meine Arme: *MERDE, MERDE, MERDE*. Dann schnappe ich mir den Block und fange an zu schreiben. Wie irre. Wie schön das aussieht, das Wort *MERDE* auf braun gebrannter Haut!

Das Telefon klingelt. „Ferngespräch aus Deutschland“, vermittelt die unpersönliche Stimme an der Zentrale. Meine Mutter. „Wie geht's dir dort?“ Sie ist die Erste, die nicht fragt warum?

„Das war vielleicht ein Schock für uns!“ – „Habt ihr den Abschiedsbrief gelesen?“ – „Nein. Der Direktor der Schule hat uns abends angerufen und erzählt, was passiert ist.“ – „Ach so. Was hat er denn gesagt?“ – „Kann mich nicht mehr im Einzelnen daran erinnern. Soll ich runterkommen?“ – „Weiß nicht ...“ – „Ich komme dann. Bin übermorgen bei dir.“ Von mir aus ...

Nathalie ist zu Besuch. Sie hat Obst mitgebracht (Bier wäre mir lieber gewesen!). In mir braut sich ein Gewitter zusammen. Die dunklen Wolken hängen bereits drohend über meinen Augen. „*Pourquoi?* Warum hast du das getan?“ Ich bin gereizt bis zum Anschlag. „Weil ich muss!“, kriegt sie zur Antwort. Es donnert bereits in meinem Kopf. „Weißt du was, Marianne, ich hab den Eindruck, hier sitzt ein arrogantes, unreifes kleines Mädchen, das mit allen Mitteln versucht, sich interessant zu machen!“ Jetzt tosen die Blitze, ich sehe nur noch einen grauen Schleier. Und ich schreie, um den Druck loszuwerden. Schreie, schreie, schreie. Hilft nix. Der Druck wächst weiter. Ich renne mit dem Kopf gegen die Schranktür. Fest, noch fester, und noch fester – bis ich die Griffe an den Armen spüre und den nassen Lappen im Gesicht. Und die Nadel im Arm. Und dann wird es angenehm dunkel.

Später sitze ich vor einem Kamillentee. Völlig erschöpft und leer. Agnes kommt zur Tür rein. „Mensch, sag mal. Was machst du denn für'n Scheiß! Du hast uns alle in Teufels Küche gebracht." – „Wieso euch? Wen denn alles?" – „Na, die Françoise, die Domi und mich! Wegen der Drogengeschichte." – „Was denn für 'ne Drogengeschichte?" – „Mensch, die Joints und so." – „Woher wissen die denn das alles?" – „Der Direktor hat dein Tagebuch gelesen. Danach ist er rumspaziert und hat ein paar Leuten geraten, besser nicht in deine Nähe zu kommen. Andere sind regelrecht verhört worden. Das Tagebuch hat er weitergegeben an Monsieur M. und an deinen Doktor hier." Mir wird heiß und kalt. Die ganze Schule kennt meine intimsten Gedanken. Wie kann ich denen jemals wieder unter die Augen treten? „Ich dürfte eigentlich auch nicht hier sein. Besuchsverbot. Die haben gesagt, du seist ausgeflippt." Ich sage nichts mehr, fühle mich erschlagen und aufgewühlt. Das kleine *d'accord* in meinem Kopf kichert: Mich kriegst du nicht! – „Bitte geh und lass mich allein!" Agnes steht auf, macht sich auf den Weg zur Tür, dreht sich noch mal um: „Ich wünsch dir die Kraft, die du brauchst, um dich da wieder rauszustrampeln! Mach's gut!"

***

25. Mai 1979

Mami ist hier. Sie hat ein Hotelzimmer für uns beide organisiert. Aus dem Internat bin ich rausgeflogen, wie ich mittlerweile erfahren habe. Das kurz vorm Abi. Das Sit-in mit dem Seelenflicker war für die Katz. Ich hatte alle meine Gemälde und Gedichte mitgebracht. Aber der wollte den ganzen Kram nicht sehen. Stattdessen sollte ich erzählen. Ich legte los, was das Zeug hielt. Er hat immer nur gesagt: „*Mhh, je vois, je vois*!" Aber gesehen hat der nix, schon gar nicht verstanden. Dafür hat er mir vorgeschlagen, mal die Bibel zu lesen und mich auf Jesus und die ganze Mannschaft einzulassen. Habe ihm deutlich zu verstehen gegeben, dass er und das ganze heilige Gesocks mich doch bitte am Arsch lecken mögen. Dann durfte ich wieder gehen. Mit einem verschlossenen Umschlag für meinen Hausarzt. Da ich aber keinen Hausarzt habe, wird nie einer den heiligen Inhalt zur Kenntnis nehmen.

Sitze jetzt in meinem Zimmer und warte auf Mami, die mich hier rausholen soll. Ich krame den verschlossenen Umschlag raus, setze mich rittlings auf die Fensterbank, schnappe mir mein Feuerzeug und fange ganz am unteren Ende an. Brennt spitze. Ich drehe das Ganze. Die Flammen schlecken hungrig nach meinen Fingern. Bin fasziniert. Ich schmeiße das brennende Dokument ins grüne Gras und beobachte den Hunger der blutigen Flammen, die langsam sterben und nichts zurücklassen als verkohlte schwarze Blattreste. Jemand sagt leise und eindringlich: „Marianne, Mariaaannne.“ Ich drehe mich um. Keiner da. Nur direkt neben mir, eine sanfte Stimme: „Mariaaaanne.“ Ein Ruf. Ein Aufruf. Weitermachen. Mit dem Umbringen. Ich krame meinen Block raus und stelle eine Liste zusammen. Vor den Zug springen, Pulsadern aufschneiden, Aufhängen, Rattengift ... Rattengift klingt gut. Da geht die Tür auf. Ich werde abgeholt. Raus ins Leben.

30. Mai 1979

Ich gehe nicht mehr zurück in diese Scheiß-Schule. Das ist eine Katastrophe. Jeder versucht, scheißfreundlich zu sein und was mit mir zusammen zu unternehmen. Vom Unterricht kriege ich nichts mit. Weit weg mit dem Hubschrauber in meinem Kopf. Das letzte kleine *d'accord* hat mich betrogen. Ich lebe mit Mami in einem Hotelzimmer. Ist die Hölle auf Erden. Meine *Leibwache*, wie Madeleine es ausdrückt. Vor ein paar Tagen war ich mit Domi und der Clique auf dem Land. Wir haben Leute besucht und Joints geraucht. Abends dann Kino. Irgend so ein Film über einen Knast in der Türkei, wo sie einem die Zunge rausschneiden. Als der Typ anfängt, blutigen Schaum zu spucken, raste ich aus. Raus hier. Ich renne und renne und renne. Die halbe Nacht quer durch Pierrelatte. Komme irgendwann im Morgengrauen im Hotelzimmer an, falle aufs Bett und heule mir die Seele aus dem Leib. Mami begreift nichts. Ich sage nichts. Weit weg.

Am Muttertag ist Mami bei Familie F. eingeladen. Ich eigentlich auch, aber ich will nicht. Ich brauche Ruhe und Zeit für mich, setze mich mit meinem neuen Tagebuch in die Hotelbar und bestelle eine Flasche Rotwein. Und schreibe. Über den Tod. Schwarze Krähen fliegen über den Tisch. Der Wein tut gut. Allmählich werde ich besoffen. Warum starren die mich alle an? Eine Stunde später ist die Flasche leer und mehrere Seiten mit Hass und Tod gefüllt. Mir ist schlecht. Ich wanke ins Hotelzimmer. Es klopft. Domi will fragen, ob ich auf einen Tee vorbeikomme. Ich geh ins Bad – kotzen. Mami kommt zurück. Ganz weit weg ...

Am nächsten Morgen. Tschüss, ich gehe in die Schule. Probeklausur Philosophie. Denkste. Ich gehe nicht in die Schule, sondern in den *Euromarché*, eine Flasche Cognac kaufen. Dann in die Drogerie. „Wir haben Ratten im Keller. Ist eine richtige Plage. Haben Sie was dagegen?“ Klar haben sie. Fünf Minuten später bin ich mit einem kleinen Päckchen wieder draußen. Die Sonne scheint. Die anderen schreiben gerade Klausur.

Ich klettere auf den Felsen von Pierrelatte, wo wir immer unsere Joints geraucht haben. Allmählich schrumpft der Inhalt des Päckchens und der Cognac-Flasche. Mir ist schlecht. Bloß nicht kotzen jetzt. Das Zeug muss doch bald wirken. Ich fange an zu heulen. Rotz und

Wasser. Ein Typ kommt vorbei. Algerier. Ob ich traurig bin, und ob er's mir besorgen soll. Ich schreie und werfe die fast leere Cognac-Flasche nach ihm. „Verpiss dich!" Das Zeug wirkt nicht. Ich lebe noch. Aber nicht so richtig. Ich habe Schüttelfrost und heule. Springe auf und fliehe. Laut heulend durch die Straßen von Pierrelatte. Durch die Hintertür ins Internat. Gelis Wohnungstür ist nicht verschlossen. Ich gehe rein. Keiner da. Setze mich an den Küchentisch und kritzele auf eine Serviette: „Macht's gut, Leute. Warte nur noch, bis das Rattengift wirkt ..." Weg bin ich. Als ich zu mir komme, versuchen Geli und Monsieur M. mir über der Dusche den Finger in den Hals zu stecken. Ich will mich wehren, aber meine Glieder sind schwer wie Blei. Ein paar unverdaute Paprika- und Tomatenstückchen spritzen in die Duschwanne. Das ist MEIN Bauch. Später auf dem Weg in die Klinik höre ich es wieder: „Mariaaanne ..." – „Verpiss dich!" – „Mit wem redest du?" – „Leck mich am Arsch!"

Diesmal keine Intensivstation. Auch kein Einzelzimmer. Großraum-Lager mit lauter verrückten Omis. Ich verbringe sowieso mehr Zeit auf dem Klo mit Kotzen und Scheißen. Das ist die einzige Wirkung des Rattengifts. Am nächsten Morgen sitze ich ziemlich leer auf meinem Bett. Werde gleich abgeholt. Die Omis sind alle weg. Irgendwelche Behandlungen. Die Tür geht auf, und ein verhutzeltes kleines Mütterlein spaziert herein, geht schnurstracks in die hintere Zimmerecke, zieht die Hose runter und pinkelt. Ich versuche, sie ebenso wenig zu beachten wie sie mich. Bis die Schwester kommt und sie energisch mit Polizeigriff abführt.

2. Juni 1979

Wir sitzen alle vier beim Italiener: Paps, Mami, S. und ich. Paps ist runtergefahren, um uns abzuholen. Zurück nach Kassel. Von der Klinik habe ich ein Attest, dass ich zurzeit unmöglich Abi machen kann, wegen einer Geisteskrankheit oder so. Ich kann's im September nachholen. Auch O. K. Mir ist alles restlos egal. Während der langen Fahrt nach Kassel spreche ich kein Wort. Mami ist fix und fertig und heult auf dem Vordersitz. S. sieht mich immer wieder vorsichtig aus den Augenwinkeln an. Keiner sagt was. Ganz weit weg.

***

Dampfkessel

Bin seit drei Wochen wieder in Kassel. Pauken fürs Abi. Abends bin ich unterwegs. Alte Freunde treffen. Vor zwei Uhr morgens bin ich nie zu Hause. Meistens besoffen. Das hilft. Der Hubschrauber in meinem Kopf wird leiser. Manchmal schreibe ich nachts dann noch. Über den Tod. Die Eltern haben beschlossen, mit meiner Schwester in den Urlaub zu fahren. Ich bleibe da. Wegen der Paukerei fürs Abi. Aber ich kriege nix auf die Reihe. Setze mich vor die Glotze ohne Ton und höre dabei die Beatles. E. ruft an. Ob ich auf einen Tee vorbeikomme. Mache ich. E. wohnt in einer WG mit anderen Junkies. Wir backen Waffeln und rauchen ein rotes Piece. Kommt bei mir überhaupt nicht. Ich merke nix davon. Leute, habt ihr nicht was Besseres. Mir geht's beschissen. „H., gib der Marianne doch mal 'nen richtigen Trip." H. kommt zurück mit einem winzig kleinen Sternchen. Ich zahle 20 Mark dafür. „Aber nur eine Halbe, klar!" – „O. K.!"

Zu Hause. Ich koche eine Kanne Tee und zünde überall Kerzen an. Drehe die Stereoanlage auf, setze mich im Schneidersitz auf den Boden, ruhe in mir selbst. Ich packe das Mini-Sternchen aus. Nur eine Halbe? Wie soll ich denn das noch zerteilen? Ich gehe in die Küche. Mit einem scharfen Messer versuche ich vorsichtig, das Sternchen in der Mitte durchzuteilen. Es klappt, aber die eine Hälfte fliegt quer durch die Küche – irgendwohin. Scheiße! Ich krieche auf dem Fußboden herum. Will schon aufgeben. Da finde ich es. Jetzt habe ich zwei halbe Sternchen. Zurück ins Wohnzimmer. Feierlich. Ich schlucke ein halbes Sternchen mit einer Tasse Tee. Und warte. Passiert nix. Gieße mir noch einen Tee ein und schmeiße das zweite halbe Sternchen in die Tasse. Trinke alles aus. Plötzlich spüre ich, wie der Teufel in mich fährt und alles aufreißt. Alle Wunden dieser Welt. Um mich herum rast alles. Ich hole ein Stück Tapete und fange an zu malen. Kritzele alles voll. Halte es nicht mehr aus. Rastlos. Alles hat eine rote Farbe angenommen. Ich renne zum Kleiderschrank und probiere hunderttausend Klamotten an. Der bunte Pulli kommt gut. Ich gehe jetzt Frau W. besuchen, meine alte Französischlehrerin. Wo sind meine Kippen? Ach hier, auf dem Küchentisch. Wo ist mein Feuerzeug? Keinen Plan. Ich schnappe mir die Großpackung Streichhölzer aus der Küchenschublade. Raus. Es schüttet, ich merke den Regen nicht. Ich renne. Hinter mir Schritte im Regen. Ich renne schneller. „Mariaaaanne!“ Ich dreh mich um. Keiner da. Dieser Scheiß-Trip ist nix weiter als eine Verzehnfachung der Schmerzen, die ich sowieso schon erlebe. Es ist alles so hektisch. Dann stehe ich vor ihrer Tür. Das Haus ist dunkel. Ich will mir eine Zigarette anzünden. Scheiße, die Streichhölzer sind völlig durchgeweicht. Ich klingele. Da rührt sich nix.

Voller Hektik laufe ich planlos durch die Straßen. Nehme die Straßenbahn, fahre ein paar Stationen und gehe in die erstbeste Kneipe. Bestelle ein Bier, halte es aber nicht mehr aus und fliehe, bevor das Bier fertig gezapft ist. Weiter rastloses Rennen. Wieder die Straßenbahn. Wo bin ich hier? Wie spät ist es? Alles rast. Ich hab Angst, dass das nie wieder aufhört ...

Klingele bei B.'s. „Ja bitte?" – „Kann ich reinkommen? Alles rast ..." T. empfängt mich im Treppenhaus. Sie haben Besuch. Dia-Abend mit der Schwiegermutter – bei Salzstangen und Bier. „Meine Güte, du bist klatschnass. Was ist denn um Gottes willen passiert? Was ist mit deinen Pupillen?" – „Bitte helft mir! Alles rast! Das hört nie wieder auf. Ich werd jetzt verrückt!" – „Hast du Drogen genommen?" – „LSD. Eine Überdosis, glaub ich!" – „Scheiße!" Ab in den roten Käfer. Notarztzentrale. Gegengift in meine Venen, spüre, wie es die Schultern hochfließt. „Haben Sie schon mal an eine psychiatrische Behandlung gedacht?" Der Doktor meint es ernst. „Wieso?" – „Was Sie hier machen, ist nur ein Symptom." – „Wo soll ich hin mit dem Symptom?" Der Arzt stutzt, grinst und schreibt mir dann ein paar Psychiater auf. „Hier. Wenn ich Sie noch mal hier sehe, müssen wir die Polizei einschalten." Ich bleibe die Nacht bei B.'s. Schlafen kann ich nicht. Ich sitze auf der Bettkante und starre aus dem Fenster. Alles rast. Immer noch. Das hört nie wieder auf. In der Morgendämmerung wird es allmählich ruhiger. Der vertraute Hubschrauber meldet sich in meinem Kopf. Ich falle in einen flachen Schlaf.

Höhenflüge und Abstürze
2

Seelenflicken
Juli/August 1979

„Beschreiben Sie noch mal genau, was Sie gefühlt haben, als Sie die Tabletten genommen haben." Ich sitze Dr. F. gegenüber. Rüstiger Mittsechziger und Jungianer. Ich fange noch mal an. Das letzte kleine *d'accord* hat gefehlt. Er versteht nicht. Ich gebe ihm den Papierstapel mit meinen Zeichnungen und Gedichten. Er will das gar nicht sehen. Was mit meiner Kindheit war, will er wissen. Ich haue das raus, was mir gerade kommt. Mit den Diagnosen „frühzeitig aggressiv" und „negativer Ödipus" sowie einem Rezept für Neuroleptika werde ich aus der heutigen Sitzung entlassen.

In der nächsten Sitzung probieren wir es mit Hypnose. Ich versuche mitzumachen. Es klappt nicht. Auch in der nächsten und übernächsten nicht. Dann geht's besser. „Rechter Arm schwer. Linker Arm schwer. Rechter Arm warm. Linker Arm warm ..." und so weiter. Bis ich nur noch warm und schwer bin. „Ich denke positiv." Diesen Satz flößt er mir ein. Ein paar Wochen später bin ich so weit, selbst autogenes Training durchzuführen. Autosuggestion. Nun gut, ich muss sowieso ein paar Kilo abnehmen. Nutzen wir das Neuerlernte. „Rechter Arm schwer. Linker Arm schwer. Rechter Arm warm. Linker Arm warm ... Ich bin total voll und habe keinen Hunger!"

Zur selben Zeit beginne ich wieder, Fahrrad zu fahren. Wie eine Besessene. Mit voller Power. Nicht unter zehn Kilometer am Tag. Ich räume mein Zimmer um. Total-Ausmisten. Ich esse nur morgens. Mittags rohes Sauerkraut und abends nix. Ein paar Glas Wein. Nach zwei

Wochen die Freude auf der Waage. Fünf Kilo weniger. Das spornt an. Weitermachen! Wenn ich jetzt ein bisschen mehr abnehme, kann ich ja zwischendurch auch mal richtig schaufeln, ohne dass es gleich ansetzt! Mein Gewichtsverlust wird allgemein bemerkt und bewundert. Bin hyperaktiv. Tagsüber Fahrradfahren, Gartenarbeit, endlose Spaziergänge. Abends durch die Kneipen. So viele Freunde treffe ich nicht mehr. Ist mir auch recht so. Ich setze mich lieber in die Ecke und trinke ein paar Glas Wein. Nach vier Wochen: der Triumph! Noch mal fünf Kilo weg. Ich bin euphorisch. Allerdings nicht mehr so ganz aktiv. Oft wird mir schwindelig. Abends friere ich. Die Eltern versuchen, mich mit Spezialitätenküche von meinem Vorhaben abzubringen. Ohne Erfolg. Ich setze alles daran, nur noch allein zu essen. Nicht wirklich zu essen, sondern Krümel auf dem Teller verteilen und das Essen ins Klo. Die Waage wird akribisch überprüft. Jeden Tag. Ich kaufe eine Kalorientabelle und rechne aus, wie viel Gramm Karotten ich essen kann, um nicht über meinen täglichen 300-Kalorienlevel zu kommen. Die Klamotten schlottern. Ich nähe die Hose enger und leihe mir was bei S.

September 1979

Die Koffer sind gepackt. Es ist Zeit, nach Pierrelatte zurückzufahren und das Abi nachzuholen. Die Fahrkarte ist in meiner Tasche. Domi hat mir angeboten, das leer stehende Apartment zu benutzen. Ist aber kein Strom da. Macht nix. Papi fährt mich zum Bahnhof. Keiner von uns sagt ein Wort. Am Zug ein besorgtes „Tschüss, halt die Ohren steif!“ Ab geht’s. Als Erstes schenke ich die Stullen dem kaputten Typ in meinem Abteil. Im Gegenzug teilt er sein Bier mit mir. In Straßburg steige ich um. Inzwischen ist es dunkel. Der Zug geht in einer Stunde.

Ich setze mich in die Bahnhofskneipe und trinke Bier. Nehme noch ein paar Flachmänner mit. Im Zug habe ich einen Liegewagen. Sind noch drei Leute da. Schlafen kann keiner. Der Italiener auf der Liege unter mir quatscht pausenlos vor sich hin. Ich setze mich draußen auf den Flur und genehmige mir ein paar Schnäpse. Das Rattern des Zugs geht in meinen Körper über. Ich spüre meinen Herzschlag. Derselbe Rhythmus. Die Räder und ich werden eins. Ich stelle mir vor, wie ich vor den Zug mit seinen ratternden Rädern springe – und eins werde. Mit dem letzten kleinen *d'accord* ...

Das Apartment ist riesengroß. Warmes Wasser gibt es. Nur eben keinen Strom. Brauche ich nicht. Ich habe jede Menge Kerzen dabei. Und Knäckebrot mit Magerquark. Mein Frühstück. Dann ein Bad. Plötzlich steht Domi in der Tür. „Mensch, hast du abgenommen!" – „Bin noch dabei." – „Woll'n wir was unternehmen heute?" – „Klar. Ich zieh mich nur gerade an." Den ganzen Tag per Anhalter durch die Provence. Normalerweise toll. Ich bin irgendwie nicht gut drauf. Mir ist permanent schwindelig. Und das geht so weiter.

Ich besuche Familie F. Nathalie ist nicht da. Die ist am Meer. Ob ich mit ihnen mittagessen will. Nein, bloß nicht. Habe mich gerade schon voll gefressen. Glaubt mir keiner. Mir ist schwindelig. Ich geh zurück in das leere Apartment, öffne eine Flasche Rotwein, zünde alle Kerzen an, hole ein Stück Papier und schreibe einen Brief an die Eltern:

Liebe Mami, lieber Paps,
ich will Euch jetzt nicht wehtun, aber ich halte es vor Heimweh nicht mehr aus. Ich schaffe es nicht. Das Abitur nicht und das Leben nicht. Ich komme mit dem nächsten Zug zurück.
Eure Marianne

Am nächsten Morgen packe ich Koffer. Ab zum Bahnhof. In 20 Stunden zurück nach Hause ...

Sitze auf den Bahnhofsstufen neben meinem Koffer und warte. Paps und S. erkenne ich von weitem. Sie mich aber offenbar nicht, dabei fühle ich mich so fett. Erst als sie direkt vor mir stehen. Wir sprechen wenig. „Ich glaub, ich bin krank. Hab meine Tage nicht mehr."

Am Abend gehe ich wieder aus. Nicht, um Leute zu treffen, sondern um Kraft anzutrinken und gegen die Kälte anzukämpfen. Am nächsten Morgen: auf die Waage, habe bestimmt zehn Kilo zugenommen. Zu meinem großen Erstaunen sind in drei Wochen sieben weitere Kilo geschmolzen. 42 Kilo. Der Kummer ist wie weggeblasen. Die Aktivität kehrt zurück. Als Erstes melde ich mich wieder in der alten Schule an. Die Oberstufe mache ich dann eben hier. Dann zum Gynäkologen. Nein, Herrschaftszeiten! Ich bin NICHT schwanger. Meinen letzten Sex hatte ich vor genau einem Jahr. Nein, ich will keine Pille. Auch keine Hormone! Ansonsten fehlt mir nix. Und tschüss! Idiot! Macho! Und scheißen kann ich auch nicht mehr. Bin ganz schön im Arsch, glaube ich.

Erster Schultag in der neuen alten Schule. Mit dem Scheiß-Kurssystem finde ich mich überhaupt nicht zurecht. Mein Tutor hilft mir beim Stundenplanbau. Ich kenne noch jede Menge Leute hier und ernte ein allgemeines „Meeeensch, hast du abgenommen!" Trotzdem fühle ich mich furchtbar einsam. Kalter deutscher Oktober. Ist alles zu viel hier. Am Anfang geht's noch. Der Französisch-Leistungskurs ist das einzig Aufbauende. Ich habe Heimweh nach Pierrelatte. Der Bio-Kurs ist eine Katastrophe. Humanbiologie. Das Auge. In der nächsten Stunde bringt Herr K. Rinderaugen mit. Frisch vom Schlachthof. Zum Sezieren. Die kannibalische Masse stürzt sich voller Blutrunst auf die wabbeligen, blutigen toten Augen. Der Druck in meinem Kopf ist nicht mehr zu ertragen. Ich breche in Tränen aus und verlasse die Klasse fluchtartig.

Abends gehe ich nicht mehr weg. Bin viel zu schlapp. Außerdem ist es kalt draußen. Auf dem Rückweg von der Schule nehme ich ein paar Flachmänner mit. Ansonsten zapfe ich an den Ballons mit selbst gemachtem Sherry im Keller herum. Das fällt so schnell nicht auf. Wenn ich nur gescheit aufs Klo könnte. Am schlimmsten ist der Sportunterricht. Mir knicken die Beine weg. Ich beschließe, zum Arzt zu gehen.

„Wie viel wiegen Sie eigentlich?“ Dr. M. zieht die Nadel aus meinem Arm. „Jetzt, nachdem Sie mir literweise Blut abgezapft haben, weniger als vorher“, antworte ich. Er grinst: „Also Ihrem Blutdruck nach zu urteilen, müssten Sie gerade im Tiefschlaf sein. Ich schreib Ihnen etwas für den Kreislauf auf. Kommen Sie am Mittwoch wieder. Dann haben wir die Laborwerte.“ Klar.

Wie sich später dann rausstellt, fehlt mir sonst nix weiter. Leber, Niere, Herz et cetera – ist alles in Ordnung. „Hypotone Kreislaufstörungen“, teilt er mir mit, „das ist besser als hoher Blutdruck.“ Ist also nix mit Befreiung vom Sportunterricht. Scheiße! Gehe auf dem Rückweg in der Apotheke vorbei und besorge mir was zum Abführen. Diese Verstopfung nervt. Morgen schreiben wir Deutschklausur.

November. Kälte, Nebel, Regen. Ich komme morgens immer schwerer aus dem Bett. Stehe aber trotzdem vor allen anderen auf, um unbeobachtet meine Alibi-Krümel auf dem Teller zu verteilen. 35 Kilo. Ich eifere weiter einem Ziel nach, das ich im Prinzip nicht kenne. Es treibt mich. Je mehr ich abnehme, desto euphorischer werde ich. Ich schleppe mich in die Schule. Dort sitze ich nur auf der Heizung. Ich fühle mich wie ein durchsichtiges

Geisterwesen. Keiner spricht mich mehr an. Auch die Lehrer nicht. In der Klausur über Goethes *Werther* bekomme ich eine 1+. Ich bringe erstaunliche Leistungen. Aber nur für mich allein. Ich lebe in einem Kokon aus Seide und Eis. In der großen Pause sitze ich auf dem Klo. Die Abführmittel. Zu Hause läuft danach nicht mehr viel. Ich verkrieche mich in mein Zimmer, mache irgendwelche Hausaufgaben, schreibe lange Briefe an die Leute aus Pierrelatte. Ab 17 Uhr trinke ich Wein. Und Sherry. Und Schnaps. Es ist kalt. Und aussichtslos. Hoffnungslos. Ganz weit weg.

Dezember. Ich laufe ruhelos durch die Stadt. Bloß nicht nach Hause und essen müssen. Ich studiere Rezepte – und bin stolz, dass ich nicht zu den Sündern gehöre, die sich den Bauch voll schlagen. Stolz. Groß und einzigartig. Rein und heilig. Durchsichtig, zart und zerbrechlich. Stark und unantastbar. Am liebsten sitze ich im Kaufhof-Restaurant mit einem Grog und sehe anderen beim Fressen zu. Das macht mich noch stärker. **29 Kilo**. Ich komme dem letzten kleinen *d'accord* immer näher. Gehe jetzt noch in die Lebensmittelabteilung im Untergeschoss und hole mir etwas zum Trinken für den Abend. Hoffentlich sind die zu Hause mit dem Abendessen fertig. Auf der Rolltreppe höre ich dann die blecherne Stimme neben mir: „*d'accord, d'accord, d'accord*". Ganz nah dran. Ich bin ganz nah dran, denke ich. Ein weißer Schleier schwebt von unten auf mich zu und hüllt mich ein. Es ist warm und süß und wohlig hier. Dann ist nichts mehr ...

Die Eltern holen mich aus der Internisten-Praxis ab, wo sie mich mit Adrenalin wieder hingeflickt haben. In die Psychiatrie nach M. Sofort. Diagnose: *Anorexia Nervosa*, Magersucht. Ihr bekommt mich nicht! Ich war schon ganz nah dran!

, Höhenflüge und Abstürze
3

In der Stärke liegt die Schwäche!
10. Juli 1981

Strahlend nehme ich das vorläufige Exemplar meines Abiturzeugnisses entgegen. Es ist vollbracht! Sommerzeit im heißen Nizza. Der Blick wandert über die Palmen auf dem Schulhof. Für kurze Zeit genieße ich einfach nur die Eindrücke. Der azurblaue Himmel, die Palmen, Lavendelgeruch – vermischt mit dem Essensduft aus der Kantine. Dann packt mich der Teufel, und ich renne auf die Straße. Dort warten Paps und S. – besorgt und angespannt. Neben Paps ein überquellender Straßenaschenbecher. Sie sehen mich kommen. Die Erde steht still. Ich renne ihnen entgegen und schütte das ganze Glück über ihnen aus. Paps heult, und S. hüpft laut jauchzend durch die Gegend. Nichts ist unmöglich! Die Welt steht mir offen! Ich hab's euch ja gesagt!

Ihr wolltet es nicht glauben!

***

Geglaubt hatte mir keiner mehr irgendwas. Damals, als ich aus der Klapse kam. Psychose. Na und? Fünf Kilo hatten sie mir aufgezwungen. Ich habe getan, was sie sagten, und gegessen und geschluckt, was sie mir gaben. Aber im Stillen habe ich mich endgültig mit dem letzten kleinen *d'accord* verbündet. Das gesteht mir immer noch einen zweiten Schlag zu. Ich wusste: Wenn ich hier rauskomme, dann ade, Gewicht! Kaum wieder zu Hause, bedurfte es einer Woche – nicht mehr –, um wenigstens die 30 Kilo wieder als mein Normalgewicht zu etablieren.

Die Eltern durften nicht den geringsten Kommentar loswerden. Denen warf ich nur vor, meine Kindheit vergeigt zu haben. Und: Ich bin volljährig. War auch inzwischen 19 genug! Alles, was ich wollte, war das Abi. Und zwar in Frankreich. „Kommt nicht in Frage! Von uns kriegst du keinen Pfennig." – „Wenn das so ist, kann ich mich gleich umbringen ..."

Wieder bei Dr. F. Einzel- und Gruppentherapie kombiniert. Die Einzeltherapie ist Märchenstunde, und die Gruppentherapie verbringe ich in meinem selbst gebastelten Kokon aus Seide und Eis. Mich kriegt ihr nicht klein! Keiner! Schon gar nicht dieser Seelenflicker. Ich kämpfe weiter. Brief an die Schule in Pierrelatte. Bin wieder fit. Kann ich bei euch das Abi machen? Brief zurück: Bloß nicht! Egal. Ich aktiviere alle erdenklichen Kontakte. Schließlich kommt der Brief aus Grasse. Man freut sich, mich für die Abschlussklasse und das Abi aufzunehmen. Muss im Juni vorbeikommen und eine Aufnahmeprüfung machen.

Melde mich bei einer Bekannten in Grasse. Ob ich für zwei Wochen bei ihr wohnen kann. Ich mache eine Aufnahmeprüfung. Klar. Die Fahrkarte bezahlen die Eltern. Wer sonst? Wohne bei Marie-Thé. Dort geht's echt locker zu. Ich bekomme einen Hausschlüssel und kann so viel selbst gemachten Orangenwein trinken, wie ich will. Meistens bin ich allein, mir selbst überlassen. Genau das brauche ich. Außer zu den Mahlzeiten. Da wird gegessen. Richtig gegessen! Ohne Krümelspiele. Ich erhöhe die Abführmittel-Dosis. Zusammen mit der Finger-in-den-Hals-Technik funktioniert das prächtig. Das kleine *d'accord* ist stolz auf mich, lässt mich weitgehend in Ruhe. Ich habe meine Lektion gelernt.

Die Prüfung schaffe ich mit Bravour und fahre stolz wie ein Schneekönig zurück nach Kassel. „Ich brauch dort eine Unterkunft. Habe auch schon was. Kostet 800

Francs im Monat.“ Jetzt können sie nicht mehr zurück, meine armen, lieben Eltern. Sie haben „A“ gesagt und sagen jetzt auch „B“. Ohne große Hoffnung. Ich sehe aus wie ein zwölfjähriger Junge, passe in Kindergröße 148, esse nix und trinke zu viel. „Viel Glück! Wir finanzieren dir das – auch wenn wir dich vielleicht nie wieder lebend sehen!“ Die letzten Worte von Paps am Bahnhof. Ich rieche im Inneren Lavendel und spüre Kraft. Sehr viel Kraft. Na wartet! Euch zeige ich es. Ich komme nicht eher wieder, bis ich das Abi in der Hand und mein Leben im Griff habe. Ich beweise Euch, dass das auch mit 29 Kilo geht!

So ganz hat sich das nicht erfüllt. Zuerst einmal habe ich die Freiheit genossen. Eigene Bude, eigene Kochnische, Klo und Dusche mit dem Nachbarn zusammen. Ich kann kochen oder nicht, essen oder hungern, saufen oder nüchtern bleiben ... Kein Schwein sagt mir, was ich zu tun habe. Alles, was zählt, ist die Schule, der Unterricht, die Klausuren, das Abi. Deshalb bin ich hier. Es geht mir großartig in meinem Kokon aus Seide und Eis. Was nicht so großartig ist: ein 12-jähriger Knabe, der eigentlich eine 19-jährige Frau sein sollte, in einer Schulklasse mit 25-jährigen Schönheiten, die in Wirklichkeit 17-jährige Teens sind. Ich bin eine Außerirdische. Aber genau das hilft mir, nur für die Schule da zu sein und nichts sonst. Hausarbeiten, Klausuren – und ansonsten: MEINE Bude. Nur Marie-Thé nervt manchmal mit Einladungen zum Essen. In solchen Fällen hilft die Abführmittel/Kotz-Strategie. Nur der Sportunterricht ist wie immer Scheiße. Die meiste Zeit schwänze ich – oder schreibe mir selbst Entschuldigungen. Im Gegensatz zu meinen Klassenkameraden und -innen bin ich volljährig.

So ganz geht die Rechnung nicht auf. Der Examensstress rückt näher, ich büffele wie verrückt, dränge alles andere von mir weg. Meine Konzentration und Hingabe gehören der Schule und dem Abi. Abends bin ich um 18 Uhr zu Hause, höre Musik aus dem Radiowecker (das einzige technische Gerät in meiner Bude), bereite mir immer opulentere französische Mahlzeiten und trinke Rotwein. Um 20 Uhr 30 geh ich schlafen. Das Abi rückt näher, die Klamotten passen nicht mehr. Alles kneift und zwickt! Egal. Ich kaufe einen Riesenpott Ovomaltine, Vollmilch, Eier und Sahne und ziehe mir Energie in Form von Kalorien rein. Eine Flasche Rotwein reicht jetzt für drei Tage. Mari-Thé fährt mit mir nach Nizza. Klamotten kaufen. Allmählich sehe ich wieder weiblich aus. Oh Gott, wie ich das hasse. Aber das letzte kleine *d'accord* hat schon lange nichts mehr von sich hören lassen.

Ende Juni 1980 klettere ich zum ersten Mal wieder auf die Waage. 45 Kilo – ich denke, mich trifft der Schlag! Alles umsonst. Frust! Aber keine Zeit zum Denken. Bin mitten im Abi. Und ich ziehe es durch. Alles. Die Klausuren, die ersten Mündlichen. Dann tanzt meine Kasseler Familie da an. Komplett – mit Wohnwagen und Hund. Sie wollen dabei sein, wenn ich aus den Mündlichen komme. Egal wie's ausgeht.

***

Wir feiern Abi! Paps heult zwischendurch immer noch. Es ist sein Geburtstag. Und meiner – oder besser: „die Rückkehr der verlorenen Tochter". Auf dem Campingplatz in Nizza. Alles paletti! Dass ich in dem ganzen Jahr hier nicht einen einzigen Freund oder eine einzige Freundin gefunden habe, dass ich keine einzige Kneipe kenne, nie am Strand war und nie im Kino oder sonstwo – das war zu der Zeit nicht wichtig. Wurde es dann Jahre später ...

Höhenflüge und Abstürze
4

„Leerjahre“
November 1986

Es ist vollbracht! Mit zitternden Händen nehme ich das Examenszeugnis „Mit Auszeichnung bestanden“ entgegen. Nach zwölf Semestern Studium in Frankfurt habe ich mit Bravour das Erste Staatsexamen gemeistert. Sechs relativ sorglose Jahre ...

***

Leben im Studentenwohnheim. Ich habe eine Zwölf-Quadratmeter-Bude, ansonsten: Gemeinschaftsklo, Gemeinschaftsdusche, Gemeinschaftsküche. Mit der Küche habe ich Probleme. Essen ist für mich immer noch etwas, das ich für mich allein haben muss. Intimsphäre. Also besorge ich mir einen gebrauchten Kühlschrank, eine Kochplatte und einen Mini-Backofen. Das alles, neben Büchern und Zahnbürste, in den zwölf Quadratmetern, in denen ich mich geborgen fühle. Die meiste Zeit verbringe ich entweder an der Uni in Seminaren, der Uni-Bibliothek oder in meinem kleinen Refugium. Was die anderen machen, ist mir eigentlich egal. Ich gehe praktisch nie aus. Am liebsten bin ich allein mit meinem Fernseher, dem Strickzeug und den geliebten Büchern. Inzwischen schreibe ich auch wieder Tagebuch. Aber nicht mehr über den Tod – das heißt: nur noch manchmal. Ich richte mich ein in meiner Selbstgenügsamkeit. Dann kann mir wenigstens keiner wehtun.

In den Semesterferien jobbe ich. Entweder als Kellnerin oder am Fließband oder als Reisebegleiterin. Damit finanziere ich mir den Führerschein, mein erstes eigenes kleines Auto und notwendige Klamotten. Hin und wieder Stippvisite in Kassel. S. nimmt mittlerweile harte Drogen. Als ich feststelle, dass sie schwer heroinabhängig ist, verliere ich für kurze Zeit wieder mein EGO-logisches Gleichgewicht. Aber das dicke Fell, das ich mir habe wachsen lassen, lässt keine wirklichen Emotionen mehr zu. Keine Leidenschaften – keine Verletzungen. So lässt es sich gut leben. Ich entwickle eine spezielle Zuneigung für unnahbare Frauen – ohne dass sich daraus jemals eine echte Beziehung ergibt. Platonische Phantasien geben mir die Energien, die ich für mein Studium brauche.

In den ganzen sechs Jahren ist nichts wirklich echt. Ein Schwimmen an der Oberfläche des Seins. Die Examensarbeit auf der elektrischen Schreibmaschine – an Computer ist zu dem Zeitpunkt noch nicht zu denken.

Zweimal gibt es einen emotionalen Ausbruch. Den ersten verschuldet R., ein charmanter, bärtiger Franzose in den 50ern, der mir den Hof macht, dessen Maskottchen ich eine Zeit lang bin und der später sang- und klanglos verschwindet. Was für ein Katzenjammer! Weniger aus Liebeskummer als aus verletztem Stolz. Der zweite ist kein wirklicher Ausbruch. P., Norweger, Anfang 30, BWL-Student. Der geistert mir nach und gibt nicht auf. Verstecken ist sinnlos. Er wohnt im selben Studentenwohnheim. Also gebe ich nach und gehe mit ihm ins Bett. Ohne irgendwas dabei zu fühlen. P. spekuliert in Aktien und greift mitten im Liebesakt immer wieder zum Telefonhörer, um die Börse anzurufen. Es dauert keine drei Monate, und er fliegt bei mir raus. Ich erzähle ihm, ich sei lesbisch – und das glaubt er!

Ich beiße mich in meinem Examensthema fest. Frauen und Hexen im Mittelalter. Schwarze Messen, Hexensabbath, Inquisition, Frauenschändung ... Eine Zeit lang bin ich selbst eine Hexe. Ich entwickle hellseherische und telepathische Fähigkeiten. In gleichem Maße fühle ich mich aber auch verfolgt von den Inquisitoren des 20. Jahrhunderts. Überall lauern sie und warten nur darauf, mich der Hexerei zu überführen. Ich ziehe mich weiter zurück. Bis ich M. kennen lerne. Sie liest aus den Karten, berechnet Aszendenten und erstellt Horoskope. Zwischen uns entwickelt sich eine Freundschaft. Sie zieht dann aber weg in eine eigene Wohnung, in der ich sie manchmal besuche. Wir zelebrieren unsere gemeinsamen übersinnlichen Fähigkeiten, bis ich feststelle, dass alles sowieso nur fauler Zauber ist. Die Zauberbücher fliegen in die Ecke und machen wieder der ernsthafteren Sekundärliteratur Platz.

***

Als Nächstes muss ich mir eine Wohnung suchen. Die sorglosen Zeiten im Studentenwohnheim sind vorbei. Ab März habe ich eine Referendarsstelle und jobbe zwischenzeitlich halbtags in einer Bank.

Mit dem Einzug in meine erste eigene Einzimmerwohnung im Februar 1987 beginnt für mich ein neuer Lebensabschnitt ...

Höhenflüge und Abstürze
5

Bodenlos
Oktober 1988

Ich sitze auf dem Teppichboden und besaufe mich – allein – mit Champagner. Ich vertrage keinen Sekt, aber was spielt das jetzt noch für eine Rolle? Um mich herum Millionen kleiner Papierschnipsel, die bis vor einer Stunde noch ein kommunikativ-orientiertes Französisch-Lehrbuch waren. Es klingelt. Ein Fleurop-Blumenstrauß von meinen Eltern, mit Karte. „Herzlichen Glückwunsch zum Examen!" Wütend schleudere ich das Gemüse in die Ecke. Ein schlechter Scherz. Klar, bestanden habe ich. Keine Frage. Aber mit 1,5. Zu der Zeit zählte das bereits als 2. Ein Jahr später hat man das dann geändert. Seitdem ist 1,5 eine 1. Also, das Examen kann ich in der Pfeife rauchen. Mit 2 kriege ich nie eine Lehrerstelle. Oder erst nach 30 Jahren Wartezeit. Kurz vor der Rente. Rülpsend entkorke ich die zweite Sektflasche. Als Nächstes krame ich nach einem gepolsterten DIN-A4-Umschlag und stopfe die Schnipsel des kommunikativen Französisch-Lehrbuches sorgfältig rein. Herr O., Französisch-Fachleiter, hat mich gewaltig in die Pfanne gehauen. Die ganze Referendarszeit über habe ich mich gegen die Sprechblasen-Theorie gewehrt, den so genannten kommunikativen Ansatz, bei dem eine Fremdsprache aus dem Bauch heraus gelernt wird und nicht auf dem Papier. Mit Erfolg! In meiner Examens-Unterrichtseinheit habe ich die Effektivität des kognitiven Ansatzes bewiesen. Die Examensarbeit war eine 1. Bei der Lehrprobe in der Mittelstufe musste ich mich dann mit diesem kommunikativen Heckmeck da rumschlagen. Das hat die ganze Note versaut. Dieses Arschloch!

Bin schon ziemlich besoffen. Beim Versuch aufzustehen, taumele ich quer durch das Wohnzimmer, stolpere über den Teppich und fliege hin. Die Sektflasche kippt um, der Teppichboden schäumt. Mit unregelmäßiger Kritzelschrift – infolge des Alkoholspiegels – schreibe ich die Adresse auf den Umschlag mit den Schnipseln. Herr Fachleiter O., du wirst dich umgucken. Ich bin noch nicht fertig mit dir! Das Telefon klingelt. Ich gehe nicht ran. Kann es nicht ertragen, dass mir noch irgendeiner zum Examen gratuliert. Kotz! Wo sind die Briefmarken? Hier. Ich klebe eine besonders schöne Sondermarke auf den Umschlag, packe meinen Hausschlüssel und wanke zum Briefkasten. Weg damit. Rülps. Es ist bereits dunkel. Kalt ist es auch. Und was wird jetzt aus mir?

Am nächsten Morgen sitze ich mit einem üblen Kater vor dem Branchenverzeichnis. Irgendwas muss ich jetzt machen, um die Miete zu zahlen und so weiter. Ich heule wie ein Schlosshund. Vollkommen planlos. Orientierungslos. Ich stehe vor einem gigantischen Nichts. Die vergangenen 18 Monate bin ich auf Hochtouren gelaufen – meist mit 200 Prozent. Ich habe mir immer mindestens 150 Prozent Leistung abgefordert und nicht aufgegeben, bis das Ziel erreicht war. Der Lohn dafür ist dieses gähnende Nichts.

Das Telefon klingelt. Der Leiter des Studienseminars. „Was haben Sie denn mit dem Herrn O. gemacht? Der ist fix und fertig!“ – „Das ist ’ne Sache zwischen uns beiden. Und es wäre nett, wenn sie das bliebe!“ – „Reden Sie doch mal mit ihm. Der ist völlig am Boden!“ – „Da gehört er auch hin! Wenn er was dran ändern will, dann ist ER jetzt am Zug. Und bitte: Halten Sie sich da raus!“ Klick! Ich übersetze mir noch mal meinen letzten Satz: Steck deinen Rüssel nicht in anderer Leute Schüssel. Das

Götz-Zitat lasse ich dann erst mal weg. Da ich schon mal das Telefon in der Hand habe, fange ich an, sämtliche Zeitarbeitsfirmen anzurufen, zwecks Job, Bedingungen, Bezahlung. Bei P. kann ich am nächsten Tag anfangen, wenn ich will. O. K. Ich mache einen Termin. Werde morgen mal hinfahren.

Sitze mit Herrn O. im Café in Sachsenhausen. Hat ER initiiert. Er zahlt auch den Kaffee. Ich lehne ab und trinke stattdessen Bier. Die Konversation läuft eher zäh. Keiner spricht über die Schnipsel. Er versucht's auf die pädagogische Tour. Darauf falle ich nicht rein. Was ich jetzt weiter vorhabe, will er wissen. „Ich jobbe als Sekretärin. Mal hier, mal da. Irgendwo muss die Kohle herkommen. Das Lehrerdasein kann ich vergessen. Mit 1,5 ist man weg vom Fenster!" Es tut ihm Leid. „WAS? Was tut Ihnen Leid? Dass Sie damals lückenlos vom Abitur ins Studium und von dort aus schnurstracks in die Schule sind? Das tut jedenfalls MIR Leid. Denn vom richtigen Leben haben Sie nie was mitgekriegt." – „Seien Sie doch nicht so sarkastisch!" – „Kein Sarkasmus ohne Leidensdruck!" Ich beschließe zu gehen. „Ich muss mich jetzt um den Lebensunterhalt kümmern!" – „Alles Gute!" – „Sie mich auch!"

***

Die dunkle Jahreszeit folgt. Als Tippse bei einem Kreditkartenunternehmen. Von acht bis fünf. Tagsüber verstecke ich mich unter dem Kopfhörer des Diktaphons und tippe. In der Mittagspause laufe ich durch das trostlose Industriegebiet. Die arroganten Sachbearbeiterinnen lassen keine Gelegenheit aus, um mir ihre überlegene Position zu demonstrieren. Geschlossene Gesellschaft! Um fünf steige ich ins Auto. Eine Stunde Fahrt, dann bin ich in meinen sicheren vier Wänden. Meine Energie reicht gerade noch für die Glotze, einen Salat und ein paar Biere. Samstags einkaufen für die ganze Woche, Wäsche waschen mit der Hand in der Duschwanne. Eine Waschmaschine kann ich mir nicht leisten. Und viel Schlaf! Ich schlafe fast das ganze Wochenende. Bin erschöpft und energielos. Immer häufiger meldet sich das letzte kleine *d'accord* zu Wort. Was willst du noch von mir? Ich habe versagt. Auf allen Ebenen. Bin zu erschöpft, um mich umzubringen. Alltag!

Der nächste Job ist besser. Bei I., einem internationalen Telekommunikations-Unternehmen, wird der Posten der Sekretärin ganz groß geschrieben. Sehr viel Eigenverantwortlichkeit. Kann meine Sprachkenntnisse ausspielen und schließe Freundschaft mit der Chefin. Langsam steigt mein Selbstbewusstsein wieder. Ich lerne enorm viel über Kommunikationsnetze, E-Mail und Computer-Software. Man nimmt sich Zeit, mir die Zusammenhänge zu erklären, und ich sauge gierig alles in mich auf. Als der Job nach nur zehn Tagen zu Ende ist, habe ich neue Freunde gewonnen.

Als Nächstes bin ich in der Telekommunikationsabteilung einer Bank, kann meine Kenntnisse anwenden und ausbauen. Allmählich komme ich von meinem hohen Akademiker-Ross herunter und fange an, mich für die Zusammenhänge der privaten Wirtschaft zu interessieren. Ich spiele meine Talente aus, wo ich nur kann – und werde mit erstklassigen Referenzen belohnt. Ansonsten bleibt aber alles wie gehabt. Ich lebe in meiner schützenden Kapsel und lasse keinen an mich heran. Bis eines Tages ein Telefonanruf alles über den Haufen schmeißt.

Höhenflüge und Abstürze
6

Leidenschaft, die Leiden schafft
Februar 1989

Ich stehe in der Küche und koche Vollkornnudeln mit Gemüse. Im Hintergrund läuft der Fernseher. Um 20 Uhr 15 kommt ein guter Film. Das Telefon klingelt. Scheiße. Soll ich drangehen oder nicht? Mein Rhythmus kommt durcheinander. Aber dann gehe ich doch dran. „Ja. Hallo Frau Kestler. Hier ist K. Ich wollte mich erkundigen, wie's Ihnen so ergeht. Und ob Sie Lust haben, mal 'nen Schoppen trinken zu gehen." Bin kurzzeitig sprachlos. Herr K. war mein Deutsch-Fachleiter, den ich die ganze Zeit über gehasst habe wie die Pest, der mich dann vollkommen unerwartet beim besagten Examen verteidigt hat. Danach hatte ich ihn angerufen (noch bevor ich im Champagner-Suff versackt bin) und mich bedankt. Jetzt, nach fast vier Monaten, ruft der plötzlich aus heiterem Himmel an. „Äh, ja, im Moment jobbe ich als Sekretärin in einer Bank. Von mir aus können wir uns gern mal treffen." – „Was ist mit jetzt gleich? Sagen wir, in einer halben Stunde?" – „Äh, ne, heute passt das nicht so gut ..." – „Wieso, haben Sie Besuch?" – „Äh, nein, ich, äh, es passt heute einfach nicht!" (Das geht mir alles zu schnell!) – „Na gut, dann schlagen Sie was vor." – „Wie wär's mit Freitagabend?" – „Ja, gerne", und er nennt eine Kneipe, erklärt mir, wie man da hinkommt, und wünscht mir noch eine schöne Woche. „Ich freu mich", sagt er zum Abschied. Ich bin verwirrt.

Der Rest der Woche fliegt mit einer unsagbaren Leichtigkeit an mir vorbei. Ich bin in euphorischer Hochstimmung. Mir kann keiner mehr was ... Zum ersten Mal nach langer Zeit benutze ich wieder Parfum und ziehe schicke Klamotten an. In der Bank sind sie alle begeistert von mir. Ich arbeite hart, und es kommt mir alles leicht vor. Ich selbst fühle mich beschwingt und hübsch. Mein Chef verspricht mir, mich zu berücksichtigen, sobald eine Stelle frei wird. Abends bleibt der Fernseher aus. Ich lege lieber eine CD ein und mache Aerobic. Die Welt bekommt wieder Farben und liegt mir zu Füßen.

Freitagnachmittag. Sitze im Auto auf dem Weg nach Hause, höre AFN und singe inbrünstig mit „I wanna know what love is / I want you to show me ..." Zu Hause dann: raus aus den Business-Klamotten, rein in die schicke Freizeitkluft, ein Hauch Make-up, Stöckelschuhe mit Pfennigabsätzen (der letzte Schrei!).

Halb sieben. Ich bin auf dem Weg nach Sachsenhausen. Mein Herz hämmert mir hektisch gegen die Schläfen. Was ist bloß los? Bin 20 Minuten zu früh und bleibe im Auto sitzen. Was verspreche ich mir eigentlich von diesem Abend? Ich gehe doch bloß mit meinem Ex-Fachleiter einen Schoppen trinken. Mädchen, jetzt reiß dich mal zusammen!

Punkt sieben steige ich aus dem Auto. „So, Mädchen, jetzt hast du eine Entscheidung gefällt", denke ich halblaut vor mich hin, bevor ich schnurstracks auf den verabredeten Treffpunkt zugehe. Klack, klack, klack machen meine Absätze auf dem Pflaster. Wir stehen uns gegenüber. Höfliches Händeschütteln, ab in die Kneipe. Nein, essen will ich nix. So viel trinken auch nicht. Mein Auto wartet auf mich. Wir unterhalten uns fröhlich über dies und das, kramen alte Erinnerungen raus, lachen gemeinsam über mein Schnipsel-Attentat auf O. und fachsimpeln über neuere Literaturtheorien. Die Zeit fliegt an uns vorbei. Ich nippe gelegentlich am Bier. Bin auch so schon beschwingt genug. Ich erzähle von meinen Jobs, Herr K. von seinem Urlaub mit Familie in Mallorca. Unerwartet schwenkt er das Thema um: „Damals, als ich Sie zum ersten Mal im Seminar gesehen habe, wusste ich, diese Frau ist was Besonderes. Das hat sich bestätigt. Die ganze Zeit über. Es hat mir sehr wehgetan, dass Sie mich offenbar nicht leiden konnten. Und als Sie gleich nach der Prüfung angerufen haben, um sich zu bedanken, da is mir's Herz uffgegangen wie'n Kreppel!" Einerseits rast meine Pumpe, andererseits habe ich plötzlich eine Heidenangst. Fühle mich wie ein Kaninchen, das vom Jagdhund in die Ecke gedrängt wird. Ich drücke meine Zigarette aus. „Nein wirklich, und ich bin sehr glücklich hier mit Ihnen heute Abend", macht er weiter. Dem Kaninchen zittern die Schnurrbarthaare! Was jetzt? Rettender Blick zur Uhr. „Was, schon so spät? Ich glaub, ich fahr mal heim!" – „Wirklich? Schade, die Zeit vergeht so schnell mit Ihnen. Ich begleite Sie zum Auto." Wir latschen durch die dunklen Straßen. Herrje, ich kann mich partout nicht mehr erinnern, wo ich geparkt habe. Alle Straßen sehen gleich aus hier. Herr K. ist amüsiert und legt mir plötzlich den Arm um die Schulter. Ich wehre mich energisch und befreie mich. „Stört Sie das?" – „Ja!" Nach 15 Minuten Umherirren entdecke ich erleichtert meinen alten Opel. Uff! „Also tschüss!" Ich reiche ihm die Hand. Er nimmt mich plötzlich in die Arme und drückt mich an sich, dass mir Hören und Sehen vergeht. Das Kaninchen zappelt und kämpft um sein Leben, bis er es endlich freigibt. Wie von der Tarantel gestochen springe ich in mein Auto, Motor an und weg. Bloß weg hier! Ich fahre ohne Licht nach Hause.

***

Seit Stunden sitze ich vor dem Telefon und hypnotisiere es. Als ob das was helfen würde. Mann, oh, Mann, was ist bloß los mit mir? Mein gesamtes EGO-logisches

Gleichgewicht ist den Bach runter. Kann nicht mehr essen, nicht mehr schlafen, und dieses blöde Telefon schweigt sich aus. Das geht drei Tage so. Zu der Zeit habe ich noch keinen Anrufbeantworter. Dann endlich schrillt das Telefon. „Hallo, hier ist K. Ich wollte Sie eigentlich schon früher anrufen“ (Scheiße, und wieso haste nicht?), „aber ich wollte Sie erst mal zur Ruhe kommen lassen.“ – „Äh, hallo ...“ Mehr fällt mir nicht ein. „Sind Sie gut nach Hause gekommen am Freitag?“ – „Ja, ohne Licht!“ – „Haha. Ich hoffe, ich hab Sie nicht zu sehr erschreckt mit meinem Verhalten, oder?“ – „Doch!“ – „Ja dann, na ja, wir telefonieren dann irgendwann noch mal. Tschüss!“ – „Tschüss!“ Klick. Mensch, Mädchen, jetzt haste alles verbockt!

Eine Woche später kriege ich ein Angebot von dem Gymnasium, auf dem ich das Referendariat gemacht habe. Ob ich an einer Mutterschaftsvertretung interessiert bin. Auf Angestelltenbasis. Dreiviertelstelle. Frau S. bekommt ihr zweites Baby, und sie will ein Jahr Erziehungsurlaub dranhängen. Der Direktor gibt mir eine Telefonnummer beim Regierungspräsidium in Darmstadt. Dort mache ich sofort einen Termin, nehme mir einen Tag frei und fahre hin. Bin wie immer zu früh, kaufe ein paar Postkarten aus Darmstadt und Briefmarken, setze mich in ein Café und schreibe. Eine an die Eltern, eine an S., eine an Oma. Und eine habe ich übrig. Ich fange an zu grinsen, und das kleine Teufelchen in mir schreibt:

Hallo Herr K., viele Grüße aus Darmstadt + neuer Job + warte auf Anruf + aber nicht wieder erst in vier Monaten.
M. K.

Ab in den Briefkasten damit. Bevor ich's mir wieder anders überlege. Bei dem Sachbearbeiter im Regierungspräsidium bekomme ich den Vertrag und jede Menge Formulare ausgehändigt. „Angestellte im Hessischen Staatsdienst". Zwar nicht im Schutze des Beamtentums, dafür kann ich aber endlich wieder unterrichten. Ich freue mich unbändig, rufe bei meiner Firma an und kündige. Fahre in die Schule, rede mit alten Kollegen, treffe mich mit der hochschwangeren Frau S., die mich mit Infos über die zu unterrichtenden Klassen versorgt, und fahre erhitzt und glücklich nach Hause. Eine Woche noch in der Bank. Und dann wieder Lehrerin! Ha! Ätsch!

Als ich am nächsten Tag nach Hause komme, klingelt das Telefon. „Hier ist K. Ich wollte mich für Ihre Karte bedanken. Nicht erst wieder in vier Monaten." Ich kann ihn am Telefon schmunzeln hören. „Jetzt erzählen Sie doch mal: Sie haben einen neuen Job?" – „Ja, ich kann wieder als Lehrerin arbeiten. Mutterschaftsvertretung!" Ich bin erhitzt und euphorisch über so viel Glück auf einmal. „Das müssen Sie mir alles genauer erzählen. Wie wär's mit Freitagabend?" – „O. K., wo?" Er schlägt einen Treffpunkt vor, und dann könnten wir immer noch entscheiden. „Ich freu mich!" – „Ich auch."

Eine Woche später sind wir, wie man so schön sagt, ein Paar – also zwei Leute, die gemeinsam Bettgeschichte schreiben. Die Romanze will ich aber weitgehend raushalten. Er lebt in Trennung von seiner Frau. Der Sohn weiß von beidem noch nix.

Vier Wochen später habe ich die Schnauze voll. K. will immer nur Sex, und ich bin der ganzen Körperlichkeit nicht gewachsen. Außerdem blute ich ständig. K. sagt, das sei psychosomatisch. Ich gehe zum Gynäkologen. Endometritis (Entzündung der Gebärmutter). Ich schlucke Antibiotika. Das hilft am Anfang. Aber bald sind die Blutungen wieder da. Bin frustriert. Das Letzte, worauf ich Lust habe, ist Sex. Und die Blutungen benötige ich als Alibi. Das versteht K. „Keine Lust" versteht er nicht. Also richte ich mich gemütlich in meiner Endometritis ein. Das Unterrichten macht Spaß. Obwohl ich morgens wie erschlagen bin. Schiebe es auf die durchzechten Nächte mit K. in irgendwelchen Kneipen und auf meinen Eisenmangel. In Wirklichkeit stecke ich in einer depressiven Phase, doch davon weiß ich zu der Zeit noch nichts ...

***

Ich wache aus der Narkose auf. Mein Mund ist ausgetrocknet wie nach drei Tagen in der Wüste ohne Wasser. Irgendwo auf meinem Kopfkissen liegt eine blutige Binde. In meiner Hand steckt eine Infusionsnadel. „Ich hab Durst", hauche ich. „Sie dürfen erst in fünf Stunden was trinken!" Die Schwester dreht an der Flasche mit der glasklaren Flüssigkeit, und ich fange an zu heulen und heulen und heulen. Kann nicht aufhören. „Ich will eine Beruhigungsspritze!" Keiner hört mich. K. kommt zur Tür rein, eine Dose Tuborg in der Hand. „Wie geht's dir?" Hast du Tomaten auf den Augen? Ich liege hier und heule, sterbe vor Durst, während neben meinem Bett die rote Wundflüssigkeit in einen Beutel fließt, und weiß immer noch nicht, was die mir alles rausgenommen haben ... „Gut", schluchze ich. K. öffnet die Bierdose. Zisch. „Macht dir doch nix aus, oder?" Ich greife mit der freien Hand nach dem Infusionsständer. Mit aller Kraft rüttele ich daran, bis die glasklare Flasche aus der Halterung springt und zwei Zentimeter an K. vorbei auf dem Fußboden zerschellt. Dabei schreie ich wie eine Besessene: „Verpiss dich!"

Höhenflüge und Abstürze
7

Das EGO-logische Gleichgewicht
Weihnachten 1989

K. hasst Weihnachtsbäume. Und ich hasse K. Schon bevor ich bei ihm einzog. Es gab kein Zurück. Meine Wohnung war gekündigt, und ich lag im Krankenhaus, wo ich einen Eileiter lassen musste. Seitdem habe ich erst recht Schmerzen und Blutungen. Kein Sex mehr! Er darf mich nicht mal anrühren. Ich wohne im Dachstudio. Die Küche benutzen wir gemeinsam. K., sein 17-jähriger Sohn F. und ich. Mein wichtigstes Stück Intimsphäre ist dahin. Genau wie der Lehrerinnen-Job. Die konnten den Vertrag aus Kostengründen nicht verlängern. Ich war eine Zeit lang krankgeschrieben. Jetzt hab ich einen Zeitvertrag mit I., der Firma, in der ich mich zehn Tage lang so wohl gefühlt hatte. Für ein halbes Jahr. Mutterschaftsvertretung. Am 1. Januar fange ich an. Wie es insgesamt weitergehen soll, weiß ich nicht. Nur eins: Ich muss hier raus. Und zwar bald.

Heiligabend. K. und ich sitzen uns schweigend an dem großen Holztisch gegenüber. Das Einzige, das auch nur entfernt an Weihnachten erinnert, ist der Glühweinduft in unseren Bechern. K. hasst Weihnachtsbäume. Und ich hasse Glühwein. Schweigen. Ich spüre diesen dicken Kloß in meinem Hals. K. fragt mich, ob ich noch Kartoffeln will. Ich fange an zu heulen. Aufhören ist nicht. Wie immer in solchen Situationen, von denen es in letzter Zeit fast täglich welche gibt. „Weiß dein Gynäkologe, wie schlecht's dir geht?“ – „Der ist für meinen Arsch zuständig. Nicht für meinen Kopf“, quetsche ich zwischen zwei Schluchzern hervor. K. sagt noch irgendwas, aber ich kann nichts mehr hören. Ein dicker grauer Schleier hüllt mich ein, der Hubschrauber in meinem Kopf dröhnt. Ich schleppe mich ins Dachstudio, kauere mich in eine Ecke und tue mir abgrundtief Leid. Fröhliche Weihnachten!

Bei M. sitze ich auf dem Schaukelstuhl und heule. Sie schüttelt den Kopf: „Du musst da raus, und zwar bald!" Weiß ich selbst, aber ich habe keine Energien, mir eine Wohnung zu suchen. Fühle mich ausgenutzt, kraftlos und leer. Plötzlich hat M. einen Geistesblitz: „Mensch, ich hab 'ne Idee. Ich gehe ab Februar für sechs Monate nach Luxemburg. Du kannst so lange hier wohnen und dir in Ruhe was suchen. Du kannst das zweite Zimmer ganz für dich haben, selbst wenn ich am Wochenende mal nach Hause komme. Im Übrigen kannst du hier tun und lassen, was du willst." – „Klingt verlockend. Ich zahl dir auch was dafür." Schon sind wir beide eifrig dabei, einen Mietvertrag aufzusetzen. Ab 1. Februar. M. holt eine Flasche Sekt. „Ich muss Auto fahren", will ich abwehren. „Quatsch, du pennst hier. Dein erster Schritt zum Erwachsenwerden!" Wir genießen einen feucht-fröhlichen Abend.

K. hat Tränen in den Augen. „Ist es dir wirklich ernst damit? Hast du dir das gut überlegt?" – „Zwischen uns ist doch sowieso alles im Arsch. Gib mir einfach Zeit. Ich brauche Abstand von dir. Vielleicht wird dann alles wieder gut." (Quatsch, nix wird gut. Ich will allein sein. Das ist alles.) K. schüttelt den Kopf. „Ich will dich nicht verlieren." (Du hast mich doch schon längst verloren. Gleich am ersten Tag, als du angefangen hast, mich zu besitzen.) Laut sage ich: „Wer gibt dir die Garantie für Dauerglück?"

Am 30. Januar ziehe ich mit allen meinen Sachen in M.'s Wohnung. K. und F. helfen beim Möbelschleppen. Das meiste kommt sowieso in den Keller. Ist ja nur vorübergehend. Endlich allein. Jetzt erst merke ich, wie sehr ich meine Schutzhülle vermisst habe. Ich genieße es und mache es mir gemütlich. Zur Arbeit brauche ich von hier nur eine Viertelstunde, und ich habe wieder Zeit für mein Tagebuch und meine Gedichte.

Zwei Monate später bin ich wieder am Boden zerstört. M. kommt wider Erwarten jedes Wochenende nach Hause. Das fängt am Donnerstagabend an und hört am Dienstagmorgen auf. Sie spielt Revierhengst. Verbannt mich in das kleine Zimmer und beansprucht den Rest der Wohnung. Regt sich auf, dass die Küche nicht blitzt, über die Art, wie ich meine Wäsche aufhänge, den Knoblauch-Gestank im Kühlschrank ... Ich fliehe. Zu K., klage ihm mein Leid. Er zieht an seiner Pfeife und hört mir zu. „Das Angebot steht. Du kannst jederzeit wieder hier wohnen." – „Nein!" Selbst bei der Arbeit kriege ich jetzt Heulkrämpfe. Bin fix und fertig. Heimatlos. Die Freundschaft mit M. ist zerbrochen. Ich denke an Selbstmord. Komme nicht mehr los von dem Gedanken, mir in M.'s Badewanne die Pulsadern aufzuschneiden. Dann gibt es für sie eine kleine Überraschung, wenn sie wieder hier einbricht. Habe fünf Kilo abgenommen und keine Lust mehr. Einfach KEINE LUST. Die Kollegen unterstützen mich, wo sie können. Heben alle Wohnungsanzeigen auf, helfen beim Telefonieren, hören sich um. Aber das Gegenteil von gut ist gut gemeint. So empfinde ich es. Zwar blute ich nicht mehr, bin aber restlos erschöpft. Gehe zum Arzt und lasse mich zwei Wochen krankschreiben, wegen hypotoner Kreislaufstörungen. Der Vermieter der Einzimmerwohnung ruft zurück. Ich soll vorbeikommen mit der Kaution. Wir machen den Vertrag. Rettung in der Not, ein Strohhalm im freien Fall.

Wieder Umzug. Das dritte Mal innerhalb von sechs Monaten. Endlich allein. Endlich ein „richtiges" Zuhause. Ab jetzt kann mich keiner mehr verletzen. Weil ich keinen mehr an mich ranlassen werde. Die Kollegen in der

Firma schenken mir einen Riesen-Blumentopf. Alle freuen sich mit mir. Alle außer K. und M. K. sieht sich endgültig seines Besitzes beraubt, und M. ist sauer, weil sie jetzt drei Monate lang doppelte Miete zahlen muss. Sie schickt mir eine akribische Endabrechnung, inklusive Kellerbenutzung in Quadratmetern, Verschleiß der Kücheneinrichtung, Waschmaschine und so weiter. Ich habe keine Lust mehr, mich zu streiten. Nehme es zur Kenntnis und streiche eine Telefonnummer aus meinem Adressbuch.

Im Sommer ist das halbe Jahr Mutterschaftsvertretung um. Es tut allen schrecklich Leid, zurzeit ist keine Stelle frei. Ich fange einen Bewerbungsmarathon an. Als Sekretärin. Werde zu vielen Vorstellungsgesprächen und Assessment-Tests (Kasper-Veranstaltungen, in denen Psychologen, Unternehmensberater, Personalchefs und Pädagogen Qualifikationen wie Teamfähigkeit, Durchsetzungsvermögen und Kreativität der Bewerber danach beurteilen, wie wacker sie sich nach einem fiktiven Flugzeugabsturz in der Wüste mit der vermeintlichen Gruppe der Überlebenden um eine nicht vorhandene Dose Leberwurst streiten können) eingeladen. Man ist allgemein begeistert von mir, ABER: Ich bin überqualifiziert. Das geht zwei Monate so. Seltsamerweise bin ich nicht frustriert. Mein EGO-logisches Gleichgewicht ist unantastbar. I. verlängert den Vertrag um einen Monat, damit ich nicht auf der Straße sitze. Zwecklos. Ich bin und bleibe überqualifiziert. Eine neue Krankheit. Also mache ich wieder Zeitarbeit. Heute hier, morgen dort. Und: Ich bewerbe mich für andere Jobs. Marketing, Werbetexterin et cetera. Das klappt innerhalb von drei Wochen. Kriege einen Vertrag bei N. als Werbetexterin. Ich hab's ja gewusst!

Höhenflüge und Abstürze
8

Schwarze Löcher
März 1991

„Seit wann haben Sie das schon?“ Frau Dr. R. rückt die Neurologinnenbrille zurecht. „Seit etwa zwei Monaten. Ich dachte, es sei der Magen.“ Dr. R. runzelt die Stirn. Stellt jede Menge Fragen, die ich mit Ja oder Nein beantworten soll. Ob der Schwindel und die Übelkeit morgens am schlimmsten sind, ob ich das Interesse an Sex verloren habe, ob ich manchmal an Selbstmord denke, ob ich in letzter Zeit an Gewicht verloren habe und so weiter. Zum Nein kommt es gar nicht. Ich beantworte alles wahrheitsgetreu mit Ja. (Ihr werdet schon sehen, ich bin wirklich todkrank.) Dr. R. überfliegt ihre Notizen und sieht mich über ihre Brillenränder hinweg ernst an. „Sie leiden an einer endogenen Depression. Und das sicherlich nicht erst seit zwei Monaten.“ – „Eine WAS? Aber ich bin doch nicht traurig.“ Ich kapiere gar nix mehr. Ich dachte, ich sei richtig krank. Und jetzt soll das *nur* eine Depression sein. Dr. R. runzelt die Stirn noch eine Ecke tiefer. „Sie SIND krank. Eine endogene Depression ist eine sehr, sehr ernste Krankheit. Sogar unheilbar.“ Ich starre sie verständnislos an, fange allmählich an zu begreifen. Mein Leben rattert wie ein Film an mir vorbei und hakt sich am 17. Mai 1979 fest. Es sprudelt aus mir heraus. Die ganze Geschichte. Oder fast. Dr. R. unterbricht mich nicht und beginnt dann, jede Menge Überweisungsformulare für alle möglichen Hirn- und Nervenuntersuchungen auszufüllen. „Das müssen wir machen. Um sicherzugehen. Außerdem verschreibe ich Ihnen ein Antidepressivum. Bitte nehmen Sie davon täglich zwei.

Ich schreibe Sie erst mal krank. Kommen Sie nächste Woche wieder. Dann sehen wir weiter."

Ich stehe auf der Straße mit den ganzen Formularen und fühle mich total daneben. „Sogar unheilbar". Medikamente gibt's dagegen. Damit leben lernen muss man. Hole mir aus der Apotheke die Neogama Forte und lese in der U-Bahn den Beipackzettel. „Wirkstoff Sulpirid, Hormonchemie, Nebenwirkungen, ... aktive Teilnahme am Straßenverkehr meiden ...". In meinem Kopf hängen Gedankenfetzen und lassen sich nicht verbinden. Als Erstes rufe ich bei N. an. Melde mich bis auf weiteres krank. Ein Stein fällt von meinem Herzen. Die letzten Wochen waren grausam. Ich konnte nicht mehr essen, wollte am liebsten nur noch schlafen. Morgens bohrten sich die Beine bis in den Kopf. Händezittern, kalter Schweiß. Angstzustände, wenn das Telefon klingelt. Ich dachte schon: Jetzt krepierst du. Mein Internist hatte mich wirklich von innen nach außen gekrempelt. Ohne Erfolg. Als er mir die Überweisung an die Psychiatrie/Neurologie in die Hand drückte, glaubte ich an einen Hirntumor. Seitdem kamen auch noch diese Kopfschmerzen hinzu. Und der Hubschrauber im Kopf. In der Firma habe ich gar nichts mehr hingekriegt. Habe tausend Sachen angefangen, aber nie zu Ende geführt. Keine Konzentration mehr. Habe Stunden über einer einzigen Headline gebrütet. Ohne dass etwas dabei rausgekommen wäre. Eines Tages habe ich dann K. einen endgültigen Abschiedsbrief geschrieben. Es ist AUS. Der tauchte daraufhin umgehend bei mir auf. Was mit mir los sei? Ob ich verrückt wäre und andere Dinge. Ich habe versucht, ruhig und sachlich zu bleiben. „Im Gegenteil. Mein Kopf ist glasklar. Wir sind doch schon seit zwei Jahren weit voneinander entfernt. Da gibt es nichts mehr zu retten. Lass uns Freunde bleiben. Ich mag dich als Mensch." K. rennt raus auf den Balkon, lehnt sich über die Brüstung und heult. Au Scheiße, wem habe ich jetzt wehgetan – dem Mann oder dem Menschen? Bin hilflos. Aus einem Impuls heraus gehe ich hin und lege den Arm um seine Schulter. Er schüttelt mich ab, dreht sich um und geht. Ich fühle mich schuldig. Überall bringe ich allen immer nur Unglück und Tränen. Am besten, ich mache Schluss. Mit MIR.

Drei Wochen später: Kaum zu glauben. Hätte im Leben nie gedacht, dass mir so eine Psychopille helfen würde. Ich bin wie neugeboren. Weg sind Schwindel, Übelkeit, Zittern und Ängste. Ich habe wieder Appetit. Ich *funktioniere* wieder. Die Eltern haben mir zum Geburtstag einen PC geschenkt. Ich sprühe vor Kreativität. Schreibe wieder Tagebuch. Diesmal gleich am PC. Vielleicht wird mal ein Buch draus. Ich fühle mich wie frisch verliebt. Total euphorisch. Habe mir jede Menge Bücher über Depression geholt und alle verschlungen. Jetzt weiß ich etwas mehr darüber. Das einzig Lebensgefährliche ist die Selbstmord-Tendenz. Ohne ersichtlichen Grund. Auch der Rest ist einfach Scheiße. Ich beschließe, mich um eine Therapie zu kümmern.

Anstatt mich in die mehr oder weniger finsteren Kellergewölbe meiner Seele hinab zu wagen, beschließe ich zunächst, mein Leben komplett zu ändern: Ich formuliere in meinem Elan erst mal die Kündigung bei N., drucke sie aus und finde sie so toll, dass ich sie gleich noch zwanzigmal ausdrucke. (Dass so etwas als Anzeichen für einen manischen Schub gilt, weiß ich zu dem Zeitpunkt noch nicht.) Dr. R. ist beeindruckt von dem Fortschritt. „Das bestätigt unsere Theorie", lächelt sie, „mit Ihrem Kopf ist alles in Ordnung. Soweit. Sie haben etwas Probleme mit der Serotonin-Aufnahme." – „Mit der WAS?" – „Serotonin ist ein Neurotransmitter, der als Botenstoff für Informationen von den Nerven zu den Neuronen fungiert." – „Ach so." Sie plappert eine ganze

Weile weiter über biologische Ursachen endogener Depressionen.

Am Montagmorgen tauche ich frisch erholt bei N. auf und knalle sämtlichen Managern mit Genugtuung meine Kündigung auf den Tisch. Das haut rein. 30 Minuten später weiß es die ganze Werbeabteilung. „Was wirst du machen?“ Neugierige Kollegen. „Weiß ich nicht. Habe noch meine sechs Monate Kündigungsfrist.“ Ab sofort habe ich Narrenfreiheit. Nehme alles total easy, melde mich hin und wieder zwei Tage krank, meistens donnerstags und freitags oder montags und dienstags, spiele mit dem PC ’rum und bastele Bewerbungen. Jetzt nehme ich mir all das, was ich zu vermissen glaubte, als man mich bei N. mittels Mobbing-Attacken wie ein Stück Dreck behandelte. Ich gehe in Büchereien, lese viel, fahre Fahrrad und rufe wieder Leute an. „Ach, lebst du noch?“ Diese Frage ist bei mir immer berechtigt! Auch bei K. melde ich mich. „Jetzt sind wir quitt“, sagt er. „Was meinst du damit?“ – „Ei, ich hab dich damals wie ein Kaninchen in die Enge getrieben und bin gewaltsam in deine Mauer eingebrochen. Heute weiß ich, dass das verkehrt war. Ich habe dafür bezahlt. Das tut immer noch weh. Wird immer wehtun.“ Was erwartest du jetzt? Tränen der Rührung? „Lass uns was unternehmen“, schlage ich vor. Außer Frage, dass er sofort will.

Wir erkundschaften den Weg nach D., wo ich am Dienstag ein Vorstellungsgespräch habe. Als Sekretärin. „Ich weiß auch nicht, wieso die Leute immer nur nach Neigungen studieren, statt mal realistisch zu denken.“ Während er das sagt, zündet er einen Zigarillo an. Ich kurbele das Fenster runter. „Und du? Nach welchen Kriterien hast du studiert?“ – „Das waren andere Zeiten.“ – „Ja, mit dem Abitur hattest du bereits eine Lehrerstelle in der Hand. Das Studium war Formsache“, fange ich an zu provozieren. „Ich habe mich eben der gegebenen wirtschaftlichen Situation angepasst!" – „Ach ja, und ich hab mich die ganze Zeit nur idiotisch köstlich amüsiert und bin jetzt ein Clochard?" – „Kein Clochard, aber aggressiv!" – „Scheiße, das war die Abfahrt. Jetzt sind wir vorbeigefahren!" – „Wieso ihr Autofahrer auch immer so rasen müsst. Könnt ihr nicht einmal einfach anhalten und in Ruhe auf die Karte gucken?" K. schmeißt seinen angerauchten Zigarillo in den überlaufenden Aschenbecher meines alten Opel – binnen Sekunden kann man vor Qualm nix mehr sehen. „Mach du erst mal den Führerschein, dann unterhalten wir uns noch mal. O. K.?", entgegne ich mit skeptischem Blick auf den lichthupenden BMW im Seitenspiegel.

Das Vorstellungsgespräch war ein Reinfall. Überqualifiziert, wie immer. Dieses Spielchen ist seit langem bekannt. Ich habe weitere vier Monate. Ich lasse es langsam angehen. Der Sommer ist da, ich schwänze die Arbeit und treibe mich im Schwimmbad rum. In kürzester Zeit bin ich knallbraun. In der Werbeabteilung verliert keiner mehr ein Wort darüber. Narrenfreiheit. Ich gehe zum Friseur und lasse mir die langen Locken abschneiden. Kurzfrisur. Von wegen Depression. Ihr könnt mich alle mal. Ich dosiere nach und nach die Neogama runter. Bis auf Null. Und mir geht's immer noch gut. In der Firma geht es noch mal richtig zur Sache. Urlaubszeit, fünf Werbebroschüren, ein gebrochener Arm, ein Malaria-Fall und eine Lungenentzündung. Außer mir ist praktisch keiner mehr da. Abgesehen vom Chef. Aber der managt ja nur. Sonst nix. Auf Knien rutscht er zu mir. „Könnten Sie nicht vertretungsweise, und würden Sie den Häuptling vertreten, und dieses Konzeptionsgespräch, und da fehlen noch die Headlines ..." Bin in Hochform. „Aber klar doch!" Fertige riesige Konzeptionspläne an, bald ist die Wand voll. Genauer Status für jedes einzelne Werbemittel. Renne durch die Agentur, texte hier und dort. Die Headlines entstehen abends zu Hause am PC. Mit einem Bierchen und Dave Brubeck im Hintergrund – da kommen einem die besten Ideen. Alle fünf Werbemittel sind termingerecht druckreif. Ein voller Erfolg! (Wie ich leider erst zwei Jahre später erfahre.) Tatsache ist: Dank aufgespartem Urlaub und Gleitzeit habe ich jetzt acht Wochen Ferien.

Höhenflüge und Abstürze
9

Berg- und Talfahrt
Sylvester 1991/92

Habe beschlossen, Sylvester alleine mit mir zu verbringen. Schließlich ist es ein Tag wie jeder andere. Das Fernsehprogramm kündigt ein paar tolle Filme an. Nach dem ganzen Heckmeck der letzten Monate habe ich keinen Bock auf Partys. Immerhin: Am 2. Januar fange ich wieder bei I. an. Als Marketing-Assistentin. Es scheint also tatsächlich bergauf zu gehen – war überfällig, nach allem, was passiert ist. Eigentlich war das eine ganze Menge. Ich versinke in meinen Erinnerungen.

***

Die letzte Woche bei N. Hatte inzwischen fünf Vorstellungsgespräche hinter mir – alle mit demselben Ergebnis: Man findet mich super, aber leider überqualifiziert. Egal. Ich mache weiter. Es ist Sommer, die Sonne scheint, und mir geht's blendend. Das Telefon klingelt. Herr U. von Firma D., einem Verkaufs-Trainings-Unternehmen, bei dem ich mich als Sekretärin beworben hatte. Er möchte mich gern persönlich kennen lernen. Ich vereinbare einen Termin fürs Vorstellungsgespräch.

Eine Woche später sitze ich Herrn U. gegenüber. Er wirkt sympathisch, väterlich und Vertrauen erweckend. Langsam habe ich Routine in Vorstellungsgesprächen. Ich soll von mir erzählen, meine Erwartungen an den Job und so weiter. Danach ist er an der Reihe und beschreibt das Unternehmen. Außerdem würde er sich gern mit mir über etwas Interessantes unterhalten. Dazu soll ich zuvor einige Fragen beantworten. Ob ich körperlich völlig gesund und fit bin? Ob ich Probleme mit Stress habe? Ob ich beabsichtige, in nächster Zeit Mutter zu werden (diese Frage muss man nicht beantworten. Den Job kriegt man jedoch nur, wenn man sie mit Nein beantwortet – Paradox des 20. Jahrhunderts?). Dann kommt er zur Sache. Er sucht gerade einen neuen Trainer beziehungsweise eine neue Trainerin. Mit meinen Vorkenntnissen würde ich eigentlich besser da reinpassen als in die Rolle der Tippse. Mir verschlägt es die Sprache. „Natürlich werden Sie angemessen eingearbeitet. Was halten Sie von sechs Monaten Traineezeit, in der Sie nach und nach Teile von Seminaren übernehmen? Im Anschluss daran arbeiten Sie selbständig und auf Provision.“ Ich bin immer noch baff, lasse es mir aber nicht anmerken. Klar ist das geil! Hört sich ungeheuer verlockend an. Wir quatschen hin und her über arbeitsrechtliche Fragen und anderes. Ich soll's noch mal überschlafen und ihm am folgenden Tag Bescheid geben, ob ich den Job will.

Laut singend fahre ich mit meinem alten Opel in meine Firma. Mensch, das hältste ja in der Rübe nicht aus! Meine gute Laune kann mir keiner mehr nehmen. Auch das übliche Gefetze um die Headlines (der erste Entwurf wird vom Chef immer zerrissen, den zweiten findet er Scheiße, und beim dritten sagt er dann, dass der erste am besten war ...) kann mich nicht aus meiner Euphorie bringen. Ich kritzele ein paar Headlines zusammen und rufe dann Herrn U. an. Ja. Ist gebongt. Ich nehme an. Wann machen wir den Vertrag? „Moment, nun mal langsam. Wir würden uns gern vorher noch von Ihren pädagogischen Fähigkeiten überzeugen. Ich wollte Ihnen vorschlagen, vor unseren Mitarbeitern und einem unserer Kunden ein Probeseminar zu halten. Über ein Thema, wo Sie sich gut auskennen.“ – „Klar, gerne, muss mir nur ein

Thema ausdenken. Wie viel Zeit habe ich?“ – „Sagen wir 45 Minuten. Eine Schulstunde.“ – „O. K.“

Das Thema habe ich schon am nächsten Tag. Einführung in die Strategie des Werbetextens. Ich sage Herrn U. Bescheid, wir machen einen Termin für Freitagnachmittag, und fortan bin ich fleißig mit Unterrichtsvorbereitungen beschäftigt. Reiße alle möglichen Werbeseiten aus Zeitschriften, entwerfe Folien, Fragebögen et cetera, et cetera. Voll in meinem Element. Die (bald) Ex-Kollegen kriegen sich kaum vor Staunen ein.

Das Seminar wird ein Knüller, und am selben Abend machen wir den Vertrag. Ab 1. Oktober. Es ist erst Mitte August, und ich hab jetzt sechs Wochen Ferien!

Oktober 1991

Heulend sitze ich im Auto. Kann nicht aufhören. Sehe kaum was vor lauter Tränen und verfahre mich prompt. Schluchzend komme ich irgendwann am Abend in meinem kleinen Refugium an, setze mich an den Tisch, lege den Kopf auf die Arme und erkläre der Welt den Krieg. Was war passiert?

Die gute Laune war mit dem ersten Urlaubstag wie weggeblasen. Plötzlich überfiel mich eine undefinierbare Angst vor der Zukunft und der Gegenwart. ‚Ich schaffe es nicht‘, dachte ich immer wieder. Wurde total lethargisch, ging nicht mehr aus dem Haus und nahm zu. Mein Gesicht glich einem aufgeblasenen Ballon, die Haare ließ ich total verkommen – kurzum: Ich war völlig leer und in einem tiefen schwarzen Loch, obwohl nicht der geringste Grund zur Depression bestand. Statt im Schwimmbad zu liegen und Sonne zu tanken, saß ich in meiner Bude und hörte hinter heruntergelassenen Rolläden Tschaikowskys *Pathétique*. Zu der Zeit begriff ich nicht, dass ich schon wieder in einer depressiven Phase steckte. Folglich suchte ich auch keinen Arzt auf, versackte immer mehr. In der letzten Urlaubswoche riss ich mich zusammen und kaufte wenigstens ein paar Business-Klamotten. Aber ohne richtigen Elan. Ich hatte keinen eigenen Stil mehr. Egal, was ich anprobierte – ich sah in allem aus wie eine Schlampe.

Dementsprechend war auch der neue Job ein Reinfall hoch zehn. Der zweite Anteilseigner der Firma, dem ich unterstand, versuchte, mich nach Strich und Faden fertig zu machen (er konnte keine Frauen in Führungspositionen ertragen). Herr U. bat mich zweimal zum Gespräch in sein Büro. Ob mit mir alles in Ordnung sei. Ich hätte im August eine ganz andere Ausstrahlung gehabt. „Und machen Sie was mit Ihren Haaren!" Man war allgemein enttäuscht von mir. Auch meine Eigeninitiative war gleich null. Am liebsten hätte ich mich hinter einem Computer verkrochen und Zahlen eingegeben. Das ging nicht. In einem der Seminare bekam ich 20 Minuten Eigen-Part. Nach diesem Seminar nahm mich Herr W. (der Macho) zur Seite und tötete mich langsam, ganz langsam mit Worten. Angeblich hätte ich von den Teilnehmern ein miserables Feedback bekommen, ich sei nicht nur unsicher im Auftritt, sondern meine Körpergröße und mein Aussehen passten nicht zur Rolle eines Trainers. „Sie haben einen großen Kopf und eine schmale Figur. Dafür können Sie nichts. Heutzutage kann man mit Make-up und Klamotten wahre Wunder vollbringen. Besuchen Sie doch mal einen Kosmetikkurs ..." So redete er weiter und weiter und weiter. War ich vorher ohne jegliches Selbstbewusstsein, so schrumpfte ich in diesem Zuge zu einem kleinen Häufchen Elend zusammen. Das war der Tag, an dem ich heulend nach Hause fuhr.

Gleich am nächsten Tag stürmte ich Herrn U.'s Büro und bat um einen Gesprächstermin. Ich zitierte den Monolog von Herrn W. fast komplett (sowas bleibt im Kopf) und beschwerte mich, dass ich mir von niemandem unter die Gürtellinie treten lasse. Herr W. wurde dazugeholt, wir führten einen Dreierdisput, der damit endete, dass ich Herrn U. bat, mir zu kündigen, damit ich wenigstens Arbeitslosengeld bekäme. Aus!

Es folgten sechs grausame Wochen. Arbeitsamt, Formulare, Geldmangel, Frust. Wieder Bewerbungen, wieder Vorstellungsgespräche, wieder überqualifiziert. Die alte Leier. Wenigstens hatte ich jetzt endlich einen Grund, depressiv zu sein. Mein Selbstbewusstsein war im Arsch. Für den Antrag auf Arbeitslosengeld brauchte ich die Stempel sämtlicher Firmen, für die ich gearbeitet hatte. Der Amtsschimmel überrannte mich. Auch I. bekam von mir ein Formular, nebst einem relativ verzweifelten Brief.

November 1991

Es wird um vier schon dunkel, regnet und ist kalt. Soeben komme ich von einem Vorstellungsgespräch zurück. „Sie hören von uns." Das Übliche. Ich setze mich an den Tisch, lege den Kopf auf die Arme und versuche, nicht mehr zu atmen. Heulen kann ich schon lange nicht mehr. Das Telefon schrillt. M., die Chefin von I. „Suchst du 'nen Job?" – „Ja, habt ihr einen?" – „Mit größter Wahrscheinlichkeit. Wir expandieren, und wir können jeden brauchen, der anpacken kann. Du hast doch genügend Erfahrung in Werbung und Marketing gesammelt. Willst du unsere Marketing-Abteilung aufbauen?" Der Boden unter mir fängt an, sich zu drehen. Ich dachte immer, Wunder gibt's nur im Märchen – oder in der Bibel.

***

Dezember 1991

Sylvester. Allein. Ich koche feierlich, setze mich vor die Glotze und trinke Bier. Irgendwie auch langweilig. Überall sitzen jetzt Menschen zusammen und sind fröhlich. Na und? Ein Tag wie alle anderen. Außer, dass man bis Mitternacht aufbleiben muss. Ich werfe den PC an und spiele Solitaire. Die Zeit scheint überhaupt nicht umgehen zu wollen. Bin todmüde und würde am liebsten schlafen gehen. Aber es ist Sylvester.

Ein Tag wie jeder andere ...

Endlich Mitternacht. Ich köpfe die Flasche Champagner und gehe raus auf den Balkon. „Prost Neujahr", proste ich mir selber zu und schaue das Feuerwerk an. Habe einen beschissenen Kloß im Hals. Das Telefon. Mami wünscht mir ein frohes neues Jahr, und ich fange an zu heulen ...

Höhenflüge und Abstürze
10

Aufschwung
März 1993

CeBIT in Hannover. In diesem Jahr haben wir unseren eigenen Stand. 60 Quadratmeter. 80 Prozent des Marketing-Budgets sind dafür draufgegangen. Ich war in den letzten Wochen Tag und Nacht beschäftigt mit Organisation, Erstellung der restlichen Broschüren auf den letzten Drücker, Zoff mit der Standbau-Firma. Und jetzt bin ich in Hannover. In zwei Tagen geht es los, die Leuchtröhren sind immer noch nicht da. Außerdem jede Menge Rechtschreibfehler auf den Panels. „Nein, Jungs, das müsst ihr überarbeiten. Das Logo ebenfalls. Da fehlt das Trademark-Zeichen." P., mein Marketing-Kollege, ist anwesend, vergisst das Anpacken und pirscht im Aufbauchaos der Messehalle nach Mädels. Ein grandioser Faulpelz, den man in der Pfeife rauchen kann.

Ich checke die Lage in Halle 14. Dort soll der Stand sein, den R. aus Brüssel zusammen mit der EU und meiner aufwendigen Mithilfe organisiert hat. Alles tote Hose. Die Telefone sind tot. Hektik. Trotzdem freue ich mich auf R., der mir seit fast zwei Jahren den Hof macht. Mehr war nicht bis jetzt. Bis auf die CeBIT-Organisation hatten wir nur einmal geschäftlich miteinander zu tun, als ich seinen Vortrag vom Französischen ins Deutsche übersetzt habe. Dabei hat es zwischen uns gefunkt, doch zum Rumschwärmen fehlte die beiden letzten Jahre die Zeit. Der Job verlangt mir alles ab. Ich bin erfolgreich. Selbstbewusst, selbständig und souverän. Eine Karrierefrau.

Erster Messetag. Auf unserem Stand geht es rund. Komme kaum zur Besinnung zwischen Gesprächen, Besuchsberichten, Interviews. Ein voller Erfolg. Ich mache immer wieder Fotos von dem Andrang und gehe alte Bekannte an anderen Ständen besuchen oder schleiche mich als Studentin bei den Wettbewerbern ein. Habe schon einen Riesenpacken an Visitenkarten. Mir tun die Füße weh. Der Kopf ebenfalls. Ich ignoriere es. Ist immer so am ersten Messetag ...

Abends habe ich ein Varieté für unsere Mannschaft besorgt. Wir haben einen Riesenspaß! Weit nach Mitternacht muss ich den Ford Transit voller Leute 80 Kilometer bis zum Hotel fahren.

Am dritten Messetag kommt R. Sein Stand steht mittlerweile. In Halle 14 ist es wesentlich ruhiger. Ich gehe gleich rüber, um Hallo zu sagen. R. ist begeistert. Von „seinem“ Stand oder von mir? Was weiß ich ... Wir kriechen unterm Tisch ’rum, weil irgendwelche Kabel falsch gepolt sind und die Videoshow nicht läuft. Stattdessen Bonanza. Wir kriegen es hin. R. verspricht mir, mich morgen Abend ganz groß zum Essen einzuladen. Als Dankeschön. Prima. Ich habe morgen meinen freien Nachmittag. Er kann mich dann im Hotel abholen. Klasse!

Vierter Messetag. Für mich ist mittags Schluss. Ich fahre unsere Amerikaner zum Flughafen, anschließend ins Hotel. Riesenstau auf der Autobahn. Erst um vier komme ich völlig gerädert im Hotel an, falle aufs Bett und penne zwei Stunden. Um 18 Uhr werde ich unsanft vom Telefon geweckt. R. ist unterwegs hierher, doch er hat sich verfahren. Ob ich ihm den Weg beschreiben kann. Wenn alles gut geht, ist er in 30 Minuten hier. Ich springe aus dem Bett, raus aus den Klamotten, rein in die Dusche, schnell noch schicke Klamotten, ein Hauch Make-up. Die Fingernägel schaffe ich nicht mehr. Uff!

Um Punkt halb sieben sitze ich frisch und fröhlich vor einem Mineralwasser in der Hotel-Lobby. R. ist pünktlich. Wir fahren durch die Gegend. Ziehen durch Kneipen, plaudern – uns geht nie der Gesprächsstoff aus. Beim Griechen schlagen wir uns entgegen allen Messekonventionen mit ordentlich Knoblauch voll und gehen in die Disco. Bevor wir uns versehen, ist es 2 Uhr morgens. Scheiße, ich muss um halb sechs aufstehen. R. setzt mich um halb drei in der früh vor dem Hotel ab, und ich falle erschöpft und glücklich ins Bett.

Fünfter Messetag. R.'s letzter Tag hier. Der Glückliche. Immer wieder schleicht er um unseren Stand herum. Ich lade ihn zum Kaffee ein. Er bezahlt mit verdammt gefährlichem Charme. Ob er heute Abend schon was vorhat. „Weiß nicht. Bis jetzt noch nicht. Und du?" – „Och, eigentlich haben wir heute ein weiteres gemeinsames Abendmahl. Die können auch auf mich verzichten. Ist alles organisiert." – „Ich sag dir kurz vor sechs Bescheid, in Ordnung?"

Um halb sechs kommt ein Anruf aus Halle 14. „Wann fahren wir los?" Ich mache einen Freudensprung, stopfe meine Habseligkeiten in die Handtasche, klopfe S. auf die Schulter: „Du, ich bin heute Abend woanders. Ihr schafft das ohne mich, oder? Die Anfahrtsskizzen liegen in der Schublade." – „Was hast du vor?", will P. neugierig wissen. S. knufft ihm in die Rippen: „None of your business!" Dabei zwinkert sie mir zu.

Hameln. Gefangen von der Romantik des pittoresken Märchenstädtchens samt seinen Kneipen schlendern wir durch die Straßen. R. verkündet mit seinem unwiderstehlichen Charme, dass er heute Abend Rattenfänger spielen will. Ich ignoriere das erst mal. Nach K. hatte ich mir geschworen, keinen Mann mehr an mich heranzulassen. Später, im Balkan-Restaurant, ist dieser Schwur vergessen, und die Ratte lässt sich von der Flöte des Rattenfängers betören. Ich genieße es, nach allen Regeln der Kunst verführt zu werden. Was von der Nacht übrig ist, verbringen wir auf dem kleinen Bett in R.'s Unterkunft. Natürlich nicht mit Schlafen. :-)

Morgens um sieben liefert R. mich am Hotel ab. „Viel Glück!“ Er ist verheiratet, hat zwei Töchter, und seine Frau ist schwer krank. Aber die Nacht war spitze! Als ich auf Zehenspitzen, Schuhe in der Hand, über den Hotelflur schleiche, begegne ich V. Ein Blick, ein Grinsen. „Du hast woanders gepennt, gell!?“

Den Tag kann ich in die Tonne hauen. Zwei Nächte nicht geschlafen, völlig überdreht und aufgekratzt. Mir fällt alles aus der Hand. Hoffentlich kann P. ein bisschen für mich einspringen. Hoffnungslos. Der hat genauso schwarze Ringe unter den Augen wie ich. Hat zusammen mit T. die Nacht auf dem Stand verbracht, nach etlichen Standfeten. Die Nacht davor war er mit der Hostess unterwegs gewesen. Der Versuch, einen Falk-Plan zu entfalten, wird zum Comedy-Act. Als wir gemeinsam damit beginnen, die einzelnen Fetzen des Stadtplans vorsichtig in die Hülle zu stopfen, ernten wir Applaus. Ein paar Leute sind stehen geblieben und haben uns zugesehen. Die dachten, wir ziehen eine Show ab.

R. kommt kurz vorbei, um sich zu verabschieden. Er muss jetzt sechs Stunden fahren, drückt mir einen Blitzkuss in die Halsbeuge. Tschüss!

Nach acht Tagen Messe stelle ich fest, dass ich fünf Kilo abgenommen habe.

Höhenflüge und Abstürze
11

Der Garten Eden
Juni 1993

Es verspricht ein herrlicher Sommer zu werden. Unsere Büros haben endlich eine Klimaanlage. Ich arbeite an einer Presseinfo und renne immer wieder zum Drucker. Als ich aus meinem Büro komme, falle ich fast über V. Neben ihm steht ein großer dicker Mann um die 50 im schwarzen Anzug. V. stellt uns vor: „Das ist G. Aus Los Angeles. Er wird ein Jahr hier mit uns arbeiten."

„Hi, welcome!" Wir schütteln Hände, und ich arbeite an dieser lästigen Presseinfo weiter. Die Sekretärin kommt in mein Büro. Ob es mir was ausmacht, G. heute Abend zu seinem Apartment zu fahren. Ich wohne doch ganz in der Nähe, und sein Dienstwagen kommt erst morgen. „Klar, hatte ich bereits dran gedacht!" B. beschreibt den Weg und drückt mir die Wohnungsschlüssel in die Hand. „Ich warne dich, fangt kein Verhältnis an", zwinkert sie mir zu. Es gibt DOCH noch Hexen im 20. Jahrhundert!

Ich parke direkt vor dem Haupteingang des Arabella-Hotels. G. steigt aus und holt sein Gepäck. Währenddessen kaufe ich ihm schnell einen Falk-Plan von Frankfurt. Den wird er brauchen. Scheiße, den Bierkasten im Kofferraum hatte ich ganz vergessen. Was soll's. Die große Tasche kommt auf den Rücksitz. Und, tut mir Leid, der Aschenbecher quillt auch über. Hatte schließlich nicht mit so hohem Besuch gerechnet ... G. grinst über meine Rostlaube. „Sie fährt", verkünde ich stolz. Wir fahren in den HL-Markt, ein paar Grundnahrungsmittel kaufen. Vor allem Bier. B. hatte mich gebeten, mit G. was einzukaufen. Der hat ja nix im Haus. „Vor allem Bier“, sagte sie mit ernster Miene, „G. trinkt gern. Er ist ein Frust-Säufer.“ Ich sehe ihn verstohlen von der Seite an, als er sich an der Gemüsewaage zu schaffen macht. Die Nase ist etwas rot. Ansonsten sieht der nicht aus wie ein Säufer.

Wie lange er schon bei I. ist, will ich auf der Fahrt zur Wohnung wissen. G. grinst und zögert. Seeehr lange. 25 Jahre. Nach so langer Zeit kennt man die ganzen Macken! „Ich bin erst zweieinhalb Jahre dabei. Das reicht schon, um die Macken zu kennen.“ Er grinst wieder. Irgendwie ein goldiges Grinsen. Er hat einen sehr breiten Mund – das macht sein Gesicht interessant. Eigentlich sieht er aus wie ein großer, trauriger Pinguin – zudem riecht er nach Hotelseife.

Erst verfahren wir uns etwas. Aber dann sind wir da und schleppen schon mal den ersten Teil des Gepäcks mit. Ein potthässliches Hochhaus. Baustil 60er Jahre. Vor der Haustür spielen türkische Kinder und spucken, als wir vorbeikommen. G.’s Name steht bereits an seinem Briefkasten und an der Klingel. Wir müssen in den 16. Stock. „Wow, mein Fahrstuhl sieht genauso aus – nur kleiner“, stelle ich fest. Nicht dass mich der Fahrstuhl im Geringsten interessiert – nur um überhaupt was zu sagen. Mir ist nämlich gerade eingefallen, dass meine Bluse arg durchsichtig ist. „So, so, dein Fahrstuhl ist kleiner ...“, philosophiert G. ‚Fangt kein Verhältnis an‘, klingt es in meinem Kopf.

Wir sind da. Ich schließe die Wohnungstür auf, mache sie aber gleich wieder zu. G. muss das allein hinkriegen. Also schließt ER auf. „Welcome!“, strahle ich ihn an. Ein gemütliches, stilvoll eingerichtetes kleines Apartment. Alles da. Klopapier, Handtücher – sogar Seife. Das Schlafzimmer besteht aus einem circa vier Quadratmeter großen Kabuff. Das einzige Möbelstück ist ein riesengroßes Bett – und ein Einbauschrank mit Spiegeln. „Wow!“, staunt G., „wenn ich meinen Freunden in Amerika erzähle, dass ich ein raumfüllendes Bett habe, werden die glatt neidisch.“ Wir lachen. Das Bett-Thema wird allmählich peinlich, und ich beschließe, ihn sich selbst zu überlassen. Wir verabreden, dass ich ihn am nächsten Morgen um halb acht abhole. Im Auto mache ich mir Vorwürfe. Mensch, hättest ihm wenigstens anbieten können, irgendwo ein Bierchen trinken zu gehen und was zu essen. Das nächste Mal. Sein Telefon ist noch nicht geschaltet. B. hatte mich gebeten, G. meine Telefonnummer zu geben. „Nur falls mal was ist. Ein Feuer oder so“, hatte sie beschwichtigt. Also, G. hat jetzt meine Nummer. Hoffentlich macht er davon Gebrauch – auch ohne Feuer.

G. hat seinen Dienstwagen. Strahlend kommt er in unseren Mehrzweck-Raum, der zur Mittagspause als Esszimmer dient. Einen schwarzen BMW, wie er mir stolz erzählt. Jetzt kann ER ja MICH mitnehmen zur Arbeit. „Gute Idee“, freue ich mich. Irgendwie wird da nix draus. Ich krieg’s nicht hin, das Thema noch mal anzusprechen, und G. offenbar auch nicht.

In den nächsten zwei Wochen stelle ich fest, dass er traurig aussieht. Er ist wahnsinnig verschlossen. Sitzt den ganzen Tag in seinem Büro und kommt nur zum Kaffeeholen raus. Ich erkenne seine Schritte von weitem an den klappernden Münzen in der Tasche. Es spricht ihn auch keiner an, ob er mitkommt zum Mittagessen oder so. Bei I. musst du selbst lospowern. Von alleine läuft da gar nix. Als wir uns mal an der Kaffeekanne begegnen, schlage ich vor, wir könnten was zusammen unternehmen. Schließlich sind wir quasi Nachbarn. „Gute Idee.“ Dabei bleibt es. Ich zerbreche mir den Kopf, wie ich den großen traurigen Pinguin mal aus seiner Höhle locken kann. Was macht der abends? Er muss furchtbar einsam sein. Allein in einem fremden Land. Mir kommen fast die Tränen. Ohne Scheiß. Ich rufe kurzerhand K. an. „Sag mal, der Jazz im Dreikönigskeller mittwochabends – gibt es das noch?“ – „Klar. Die spielen regelmäßig jeden Mittwoch. Wieso fragst du?“ – „Ich hab einen amerikanischen Kollegen, der ganz neu hier in Deutschland ist. Ich denke, das ist was für ihn.“ – „Ja, ganz bestimmt!“

Mittwochmorgen. Donnerstag ist Feiertag. Ideal um mittwochabends auszugehen. Habe ich ewig nicht mehr gemacht. Jetzt muss ich nur noch G. ansprechen, ob er Lust hat, mich zum Jazz zu begleiten. Gar nicht so einfach, weil überhaupt nicht meine Art. Normalerweise baggere ich keine Männer an. Ich treffe ihn beim Drucker. Wir unterhalten uns kurz über Autofahren in Deutschland. P. kommt vorbei, mischt sich ein und gibt seinen Senf dazu. Also erst mal nix mit der Jazz-Einladung. Der Tag geht vorbei mit der üblichen Hektik. Ich nehme zweimal Anlauf, G. anzusprechen, kriege es nicht auf die Reihe. 17 Uhr. Die meisten sind schon weg. Ich räume mein Büro auf (das erste Mal seit zwei Jahren!). Dann sitze ich da und lausche. B. hüpft vorbei, wünscht einen schönen Feiertag und geht. ‚Scheiße, jetzt oder nie.‘ Die Hexe in mir sammelt all ihre Zauberkraft und geht in G.’s Büro. Der sitzt dort einsam am Computer. „Hi, do you like Jazz?“ Ja, warum nicht. Ich rede auf ihn ein: „Mittwochs spielt eine ganz tolle Band, und die spielen jeden Mittwoch, und ich bin da öfter mal, und morgen ist Feiertag, und da dachte ich, wär doch ganz nett, wenn wir, äh, du und ich, äh, ich meine, wenn du Lust hast, äh, ich meine, ich gehe sowieso hin, und da könnten wir ja vielleicht zusammen ...“ Ich muss Luft holen, und die Pinguin-Augen strahlen. „Au ja. Ich hol dich ab.“

Um Punkt sieben fährt der schwarze BMW unter meinem Balkon vor. G. in Zivil, wow! Ich kenne ihn nur im schwarzen Anzug. Im T-Shirt sieht der richtig gut aus.

Ich winke, ob ich runterkommen soll oder ob er einen Moment hochkommt. Statt einer Antwort geht er zielstrebig auf die Haustür zu. Er mag mein Chaos. Bestaunt den PC und die Wand voller Souvenirs. Als wir ins Auto steigen, flattern ein paar bunte Papierfetzen vom Sitz. Ich hebe sie auf. „Das war mein Falk-Plan", verkündet G. stolz. Mit diesem deutschen Patent ist er nicht zurechtgekommen. Ich lache mich kaputt.

Der Abend wird gemütlich. Beim Imbiss im *Struwwelpeter* erfahre ich, dass er in Scheidung lebt. Beim Guinness im Jazz-Keller gibt es ein paar Bruchstücke aus seinem Leben. Er hat zwei Häuser, die er aber alle vermietet hat. Wenn er in L. A. ist, wohnt er bei Freunden oder im Hotel. Wieso er hier ist, will ich wissen. „Exiliert", sagt er. Er hat den Präsidenten der Firma ausgelacht. Wir haben einen wunderschönen Abend. Seine Augen strahlen. Ich kann den Blick nicht von den großen, bärigen, behaarten Armen lassen. Am liebsten würde ich jetzt drüberstreicheln. Klarer Fall von Verliebtsein. An diesem Abend passiert nichts.

Am Samstagmittag – bin gerade beim Staubsaugen – klingelt das Telefon. G.! In meinem Bauch flattert ein ganzes Rudel Schmetterlinge. „Hi, mein Telefon funktioniert jetzt. Wollte es ausprobieren. Deine Nummer ist die einzige, die ich habe." – „Toll, ich freu mich!" – „Hast du heute Abend etwas vor?" – „Bis jetzt nicht. In Sachsenhausen ist ein Fest." – „Gehen wir hin?" – „Klar, holst du mich ab?" – „O. K., um sieben!" Klick. Juchhuuuuuuuu!

Damit ist der Bann gebrochen. In den folgenden drei Monaten vergeht kein Wochenende, an dem wir nicht gemeinsam was unternehmen. Aber ganz brav. Wie Brüderchen und Schwesterchen. Oder Papa und Tochter. G. traut sich nicht. Ich trau mich nicht. Trotzdem kommen wir ohneeinander nicht mehr aus. Die Spannung wächst. Es knistert. Als er zwischenzeitlich eine Woche in die

USA muss, merke ich erst so richtig, wie sehr ich ihn vermisse. Zu seiner Riesenüberraschung hole ich ihn sonntagmorgens vom Flughafen ab. Er ist überwältigt. So, jetzt bist du dran!

Beim Abschied am Abend legt er mir kurz seine Bärentatze um die Schulter: „It was a wonderful day!“ Ich streichele ganz hastig seinen Bärenarm. Wie von der Tarantel gestochen hüpft er davon.

Ende August 1993

War eine Woche in Miami bei meiner Cousine. G. hat mich vom Flughafen abgeholt. Abends gehen wir auf ein Weinfest. Ein herrlicher Sommertag. Ich trage Shorts und ein kurzes Sonnentop. Bin knallbraun gebrannt. G. kann seine Augen nicht von meiner Haut lassen. Ich merke es und freue mich, erzähle ihm, dass ich die Shorts selbst gebastelt habe. Aus einer alten Jeans. Er streicht über meine braunen Fahrgestelle. „Selbst gemacht?“ – „Die Hose ja, nicht die Beine. Die sind von allein gewachsen“, lache ich. Als wir später über den Festplatz schlendern, legt er seinen Arm um mich. Nur kurz. Es knistert.

Eine Woche später. Es hat sich merklich abgekühlt. Wir sitzen in Bornheim im Irish Pub. Ich treffe eine alte Kollegin. Später sind wir im *Charivari* bei Kerzenschein und Bier. G. spielt mit der Kerze. „Du erzählst immer von Ex-Frau Nummer 2 und Ex-Frau Nummer 3“, wage ich mich vor, „wie oft warst du eigentlich verheiratet?“ – „Dreimal.“ G. fixiert den Wachsfleck auf dem Tisch. „Woran hat das gelegen, ich meine, dass ihr euch getrennt habt?“ – „Na ja, wahrscheinlich an mir.“ Der Wachsfleck scheint das achte Weltwunder zu sein. Ich greife über den Tisch nach seiner Hand. Die große Bärentatze schließt sich um meine Finger.

Ein Jahr später ziehen wir zusammen in eine Maisonette-Wohnung südlich von Frankfurt. Und wenn sie nicht gestorben sind – ich werde es bald sein ...

Höhenflüge und Abstürze
12

Inferno
Anfang März 1997

Ich stehe auf den Gleisen und warte auf den ICE. Andere Leute stehen auf dem Bahnsteig und warten ebenfalls auf den Zug. Die wollen auch einsteigen. Ich will nur meine letzte Reise antreten. Die allerletzte! Ich spüre das Vibrieren der Gleise. Hier sieht mich keiner. Hochgeschwindigkeitszüge brauchen einen Kilometer zum Bremsen. Bis dahin bin ich längst enthauptet. Ich lege mich auf die Gleise. Den Nacken direkt auf der Stahlschiene. Das müsste hinhauen. Das Vibrieren wird stärker. Jetzt fährt er durch den kleinen Bahnhof. Blick zur Uhr. In drei Minuten ist er hier. Irgendwo bellt ein Hund. Dann brüllt jemand: „Nein, nicht, sind Sie wahnsinnig!“ Vor mir steht ein Schrank von einem Typ mit knurrendem Schäferhund. „Ja“, sage ich ruhig, „deswegen muss ich gehen!“ Der Hund springt mich an, der Schrank hinterher. Widerstand ist zwecklos. Mann und Hund hiefen mich von den Schienen und werfen mich ins Gras. Fast gleichzeitig saust mit einem heftigen Windsturm der ICE an uns vorbei.

***

Eine Woche später: Es ist Samstagnachmittag. G. arbeitet an einem Angebot und muss ins Büro. „Kann länger dauern. Machs gut, mein Schatz!“ Flüchtiger Kuss auf der Treppe. „Tschüss!“ Ich stürze zurück an den PC. Seit acht Monaten habe ich ein zeit- und nervenfressendes Hobby: das Internet. Habe meine eigene Homepage. Und nicht „nur“ eine Homepage, sondern ein Kunstwerk aus Java und HTML. Abonniere 20 Newsgroups, habe ein Support-Netz für Morbus-Crohn-Kranke aufgebaut. Alles autodidaktisch! Jeden Tag kommen haufenweise E-Mails von Hilfesuchenden, Interessierten – oder Bewunderern. Seit August 1996 leide ich an einer schleichenden, wachsenden Depression. Sicher, da gibt es die kleinen bunten Rituale aus der Glücksindustrie. Aber ich habe beschlossen, mich da diesmal allein rauszustrampeln. Das Neogama im November 1995 hat zu starken, andauernden Gebärmutterblutungen geführt und das Doxepin zu Verstopfung und Augenflimmern. Lasst mich damit bloß in Ruhe! Seit einem halben Jahr leidet unsere Beziehung. Verspüre keine Lust mehr, zu verreisen (nachdem wir drei Jahre lang ganz Europa und Amerika durchkämmt haben). Den Job bei I. habe ich Ende 1995 gekündigt, als ich gerade mal wieder in der Depression steckte. Hatte ein neues Angebot. Hardware-Laden. 70 Prozent mehr Kohle. Auf Provision. Marketing Manager. Merke inzwischen, dass mich das Leben überfordert. Der Job ebenfalls. Die ersten sechs Monate waren super. Habe eine Menge auf die Beine gestellt. Und dann? Sommerurlaub. Bin mit G. zwischen Paris, London und Brüssel hin- und hergereist, hatte aber keinen Nerv, abends was zu unternehmen. Habe mich zusammengerissen. Der Job ging den Bach runter. Ganz allmählich. Die Konzentration ließ nach, die Energien. Ich bekam Magengeschwüre und Darmentzündungen, nahm zehn Kilo ab und verbrachte die Wochenenden am PC.

Internet! Meine virtuelle Realität. Kontakt mit der ganzen Welt, ohne sich wirklich auf irgendwas einzulassen, sich zu verpflichten. Man kann sich ausleben. Wenn es zu persönlich wird, genügt es, auf Aus zu drücken. So habe ich das in der ganzen Zeit nicht wirklich gesehen. Im Gegenteil. Zu Beginn meiner Depression habe ich nach einem Ausgleich, einem Ventil gesucht, um den Hubschrauber im Kopf loszuwerden und das letzte kleine *d'accord* abzuwürgen. Am Anfang hatte G. viel Verständnis dafür. Beide hatten wir wahnsinnig viel Spaß, das Modem zu konfigurieren und so weiter. Und Netscape zum Laufen zu bringen. Und zu surfen. G. wurde das Ganze schnell langweilig. Er baut die Netze. Die Technologien im Hintergrund. Seine Auseinandersetzung mit Software beschränkt sich auf den Kampf mit Windows 95. In meiner anderen Welt bin ich ständig euphorisch und in der richtigen immer lethargischer. Seit zwei Monaten haben wir nicht mehr miteinander geschlafen. Seit ich innerhalb von ein paar Wochen die zehn Kilo abgenommen habe und durch sämtliche Internisten- und Gastroenterologen-Hände gewandert bin. *Nur* Magengeschwüre und chronische Darmentzündung. Nicht weiter schlimm, aber genug, um die Schnauze voll zu haben.

Samstagnachmittag. Es ist kalt draußen. Schneeregen. Neulich abend hat G. versucht, mit mir zu reden. Die Wärme zwischen uns, das Natürliche, die Zuneigung – wo ist das alles hin? Am Ende saß er auf dem Teppich in seinem gestreiften Morgenrock und weinte. Nach 40 Jahren die ersten Tränen. Mein Herz ist zerbrochen. Das hat er nicht verdient. MICH hat er nicht verdient. Samstagnachmittag und 80 Valium. Das müsste reichen!

Gleiche Szene wie damals in Frankreich vor fast 20 Jahren. Ohne Putzfrau diesmal. Und nur einen Abschiedsbrief. An G. Wie sehr ich ihn liebe, aber er hat mich nicht verdient. Alles ist schwarz und dunkel geworden. Ich bin eine Hexe! Früher wurden Hexen verbrannt. Heute kriegen sie Depressionen und schaffen sich selbst aus dem Weg.

Gleiche Szene wie vor fast 20 Jahren. Neben mir sitzt ein trauriger Pinguin. Er fragt nicht WARUM. Er sieht mich nur an. „Du brauchst eine Behandlung!" Ich sehe die braunen Pinguin-Augen. Sie sind feucht. Die großen Bärentatzen liegen hilflos in seinem Schoß. Ich spüre die salzigen Tränen auf meinen Wangen. Ganz lautlos. Kein Schluchzen. Nur eben einfach salzige Tränen. Salzig wie das Leben. Wie G.'s Lippen, wenn er mir einen verschwitzten Kuss gibt nach einer Stunde tanzen. Jetzt gibt es keinen Kuss. Kranke werden nicht geküsst. Ich bin krank. „Weißt du, damals in Prag. Wie die Chips-Tüte falschrum geplatzt ist?“ G. lächelt, während er das fragt. Die braunen Augen sind immer noch feucht. „Und du in der Metro in Paris. Als du aufgesprungen bist und dachtest, wir wären da. Die falsche Station! Als du dich wieder hinsetzen wolltest, war der Klappsitz inzwischen hochgeklappt!“ Wir lachen beide. Und heulen. „Willst du leben oder sterben?“ Seine Frage klingt beschissen ernst. „Ich weiß nicht!“ Zum ersten Mal in meinem Leben bin ich pottehrlich. Die Bärentatze greift nach der nicht-perforierten Hand. „Beim Leben kann ich dir vielleicht helfen. Beim Sterben nicht!“

***

Neurologische Praxis in Darmstadt. Ich hatte es aufgegeben. „Du wirst eh abgewimmelt und kriegst erst in vier Wochen einen Termin oder so ...“ Es ist Montagmorgen, und eigentlich hätte ich heute eine wichtige Präsentation. Aber das Wochenende war die Hölle. G. schläft seit Wochen auf der Couch. Und meine Gedanken kreisen um den Tod. Jede Nacht kommt G. mehrmals hoch ins Schlafzimmer, lauscht leise, ob ich noch atme. Ich atme. Und ich gehe ins Büro. Ohne dass ich irgendwas Konstruktives leiste. Schiebe Papierstapel hin und her, kämpfe mit dem neuen, arroganten Kollegen im Zimmer, der ständig alle Fenster aufreißt und alles besser weiß. Vor allem, wie man diese Firma zu führen hat. Stunden auf dem Damenklo. Intimsphäre und Tränen. G. hält es nicht mehr aus. Er spricht kein Deutsch. Also kann ER diesen Kampf nicht führen für mich. Außerdem ist es sowieso besser, dass ICH ihn führe. Er drückt mir das Telefonbuch in die Hand. Am Montagmorgen um halb acht. Die Seite mit den Neurologen ist bereits aufgeschlagen. Die Überweisung an einen Psychiater liegt seit einer Weile hier rum. Dann ein Wählmarathon. Meistens Anrufbeantworter (Klar, um DIE Zeit). Die Sprechstundenhilfen vertrösten mich auf Mai. Vorher ist nicht möglich. „Ich hab es dir doch gesagt. Ist nicht! Krepier oder bring einen um. Vorher ist nicht!“ Ich sehe G. tränenüberströmt an. „Mach weiter! Du bist erst bei ‚R‘!“ Heulend wähle ich die Nummer von Dr. R. in Darmstadt. Er ist sofort am Apparat. Persönlich. Bin völlig verwirrt und habe keine Ahnung mehr, was ich in den Hörer schluchze. „Kommen Sie SOFORT vorbei!“

Seitdem ist etwas Licht in einen Dschungel gekommen, der mich seit acht Monaten umgibt. UNS umgibt. Einen Monat Fluoxetin. Ging leicht besser. Bis auf die Nebenwirkungen und die Allergie. Zwei Wochen Johanniskraut und Valium. Rückfall! Seit einer Woche Zoloft. Fortschritt. Psychotherapie nebenbei. Zur Unterstützung. Zum Leben lernen mit einer endogenen Depression.

Ich lebe mit einer endogenen Depression! Und G. lebt sie mit mir. Ist da und flippt nur manchmal aus. All die Tränen, Krisen und Katastrophen. G. ist an meiner Seite. Und ich arbeite hart daran, wieder so glücklich zu sein wie drei Jahre lang mit meinem Pinguin mit den Bärentatzen!

Höhenflüge und Abstürze
13

Juni 1997

Unter dem Motto *Irren ist menschlich* veranstaltet das Psychiatrische Krankenhaus Eichberg in Eltville am Rhein am 15. Juni 1997 einen Tag der offenen Tür. Habe ich rein zufällig entdeckt, im Veranstaltungskalender der F. A. Z. Jetzt sitze ich mit G. auf der Couch, und wir überlegen. Sollen wir oder sollen wir nicht? Zehn Minuten später ist der Entschluss gefasst. Wir fahren hin.

Etwas mulmig ist uns, glaube ich, beiden, nach der Hölle, durch die wir gegangen sind – Verzweiflung, Krisen, Tränen, Schreikrämpfe, nachts barfuß durch den Wald, G., der mich gewaltsam auf die Couch drückt, um mich davon abzubringen, mit dem Kopf gegen die Wand ... et cetera! Vor ein paar Wochen waren wir zufällig mal durch Eltville gefahren und sahen das Hinweisschild zu den Psychiatrischen Kliniken. Damals hat G. gescherzt, er werde mich in einen Korb stecken und dort vor die Tür stellen. Schwarzer Humor – seinerzeit! Jetzt sitzen wir im Wagen und fahren hin. Unverbindlich. Tag der offenen Tür in der Klapse! Ein bedeutender Schritt, wenn man bedenkt, was in den letzten Wochen und Monaten alles gelaufen ist.

***

Mitte Mai 1997

Nach fast drei Monaten der erste Arbeitstag. Ich kämpfe mit der Angst. Die große Wand zwischen mir und den anderen. Gespräch mit meinem Vorgesetzten. Ich habe nix mehr zu verlieren und spiele mit offenen Karten. Erkläre, dass ich an einer seelischen Krankheit gelitten habe und auch noch leide. Beschreibe ihm, wie das mit dem Stoffwechsel im Gehirn funktioniert:

„Sie müssen sich das vorstellen wie die Verbindung zwischen einem Local Area Network (LAN) und einem Wide Area Network (WAN). Die Informationen aus dem LAN, dem Nervensystem, werden an die Neuronen (das WAN) weitergegeben. Damit die Informationen, die das LAN an das WAN schickt, dort auch kompatibel sind, wird eine Protokoll-Software benötigt, die so genannten Neurotransmitter. Die Neurotransmitter nehmen die Daten, die von den Nerven gesandt werden, auf, konvertieren und transportieren sie im richtigen Format in die Neuronen, wo diese Daten anschließend verarbeitet werden. Der Output ist das EGO-logische Gleichgewicht. Nach getaner Arbeit geben die Neuronen die Software wieder zurück an die Nerven, damit diese die nächsten Botschaften übermitteln können. Wenn die Software (die Neurotransmitter) einen Bug hat, dann bleiben die Informationen nicht lange genug in den Neuronen beziehungsweise kommen dort nicht richtig an, und es gibt einen Datensalat. Das Resultat: Man flippt aus."

Schweigen. Dann fängt der Chef an zu fragen, was das für ein Gefühl ist, wie sich das äußert und so weiter, und so weiter. Er bewundert mich für meine Offenheit und den Mut, mit dem ich über alles sprechen kann. Ich bitte ihn darum, mir ein paar Wochen Zeit zu geben, um herauszufinden, ob ich den Anforderungen gewachsen bin. Er kommt mir entgegen. Natürlich. „Und falls es nicht geht, dann finden wir schon etwas anderes für Sie hier in der Firma." Mir fallen tausend Wackersteine vom Herzen.

Nach einigen Erkundigungen bin ich um die Information reicher, dass man nach einer endogenen Depression

– beziehungsweise einer so langen Abwesenheit vom Arbeitsplatz – für eine gewisse Zeit auf Sparflamme arbeiten darf. Halbe Stelle, wobei eine Hälfte der Arbeitgeber zahlt und die andere Hälfte die Kasse. Nach ein paar Wochen stelle ich fest, dass dies der ideale Weg wäre. Allein, es fehlt mir an Konzentration, um mich wirklich darum zu kümmern. Ich wüsste auch gar nicht, wie und mit wem ich sprechen muss ... Mein Psychologe macht einen Persönlichkeitstest nach dem anderen mit mir, und die Ergebnisse sehen chaotisch aus. Wie eine Fieberkurve bei Morbus Hodgkin. Genauso fühle ich mich. „Himmelhoch jauchzend – zu Tode betrübt" ist ein Euphemismus. Wieder schlaflose Nächte – nur diesmal kreativer. Ich schreibe, lese, schreibe, lese und werde im Inneren reicher und reicher. Finanziell werde ich ärmer und ärmer. Hier eine neue Software, dort ein Computer-Upgrade, nebenbei Klamotten (die teilweise noch immer in den Einkaufstüten stecken), Parfüm, Öl- und Aquarellfarben, 50 Bücher (von denen ich erst 20 gelesen habe), CDs et cetera. Mit der VISA-Rechnung kommt das böse Erwachen. Schätze, ich muss da irgendwie was tun. Beschissenerweise weiß ich genau, dass ich volle Kanne in einer manischen Phase stecke. Helfen kann diese kognitive Erkenntnis wenig. In Firmenmeetings muss man bei mir vehement auf den psychologisch-verbalen Aus-Knopf drücken. Ich rase mit 200 Stundenkilometern durch die Welt, während alle anderen mit 30 auf der Mittelspur rumschleichen.

In der Firma denken die, ich wäre 200 Prozent produktiv. In Wirklichkeit sind es 20 für die Firma und 180 für mich. Ich arbeite an den Recherchen für das zu schreibende Buch zum Thema Internet-Sucht. Spannend! Wer gibt sich da noch mit Marktstudien zur Telekommunikation in Deutschland ab?

***

15. Juni, Sonntagnachmittag. Die Sonne strahlt auf die Weinberge im Rheingau. Unser BMW schlängelt sich durch die „long and winding road“ zu der idyllisch gelegenen Klinik am Eichberg. Ein riesiger Komplex aus mehreren Gebäuden. Alles im Grünen, mit Blick auf die Weinberge. Wir folgen dem Schild zum Tag der offenen Tür. Im Garten des Kulturzentrums KUZ findet eine Party statt – mit Band, Grillwürstchen und jeder Menge Informationsständen. Ich decke mich sofort mit allem verfügbaren Material ein. Hier wird gemeinsam gefeiert: Schizophrene, Depressive, Suchtpatienten, Psychiater, Helfer – und ganz normale Leute. Hier wird das umgesetzt, wofür ich seit ein paar Wochen erbittert kämpfe: Verständigung und Informationsaustausch zwischen seelisch kranken Menschen und Gesunden. Über die Grenzen hinweg denken, die in Wirklichkeit – und für viele erschreckend – fließend sind, und die Problemlösung nicht nur den Fachleuten überlassen. „Sich kundig machen – nicht verleugnen, sondern hinschauen – ist ein wichtiger Schritt zur Bewältigung seelischer Störungen“, heißt es in einem empfehlenswerten Buch[4]. Im Programm entdecke ich ein Seminar, in dem sich unter dem Titel „Es muss nicht immer Krankenhaus sein“ die Institutionsambulanz vorstellt. Wir gehen hin. Das Ganze findet in einem kleinen Büro statt. Es sind nicht mehr als 14 Teilnehmer da. Das Ambulanz-Team stellt sich und das Angebot für seelisch in Not geratene Menschen vor. Und dann beginnt eine rege Diskussion. „Warum weiß das keiner?“ Staatliche Krankenhäuser dürfen keine Werbung machen. Wohl aber informieren. Ein riesengroßer Schritt

[4] Hermann Stegemann: Von der Seele reden. Vorträge über die Psyche und ihre Krankheiten, Edition Grohberg, Bad Schwalbach 1994.

wurde mit dem heutigen Informationstag bereits gemacht. „Warum gibt es überhaupt so wenig Information über seelische Krankheiten – nicht nur für Betroffene und Angehörige, sondern für jeden?“ Ich schalte mich in die Diskussion ein. „Das ist nicht nur Aufgabe der Institutionen, sondern eine Herausforderung an uns, die wir hier sitzen, tägliche Öffentlichkeitsarbeit im Rahmen unserer Möglichkeiten zu betreiben. Indem wir darüber sprechen.“ Im Anschluss an das Seminar diskutiere ich noch mit dem Leiter der Ambulanz über die Flächendeckung dieses Angebots. Er will mir Infos zuschicken.

Als wir den Seminarraum verlassen, bin ich erhitzt und voller Enthusiasmus. Hier muss noch viel geschehen – und ich werde aktiv mitmachen! G. sieht mich von der Seite an. Nicht nur, dass ich gerade ein Buch schreibe, jetzt will ich auch noch Missionararbeit leisten. Aber er sagt dazu erst mal nichts. (Im Inneren hofft er, dass ich nicht eine fünfte Homepage starte ...) Seit ich von der Depression geradewegs in die Manie aufgestiegen bin, sind die Dinge so viel besser geworden – findet er.

Im Keller von Haus 1 trifft man sich zur Weinprobe. Mit selbst angebautem Wein aus den eigenen Weinbergen der Klinik. Wir nehmen teil. Es ist faszinierend. Mit Elan kaufe ich drei Flaschen halbtrockenen Riesling mit dem Label der Psychiatrischen Klinik Eichberg. G. ist total weg vor Begeisterung. „Wenn mir vor vier Jahren einer gesagt hätte, dass ich im Keller eines Psychiatrischen Krankenhauses mit dir eine Weinprobe mit von der Klinik selbst gemachtem Wein mache – ich hätt’ es nicht geglaubt!“ – „Sowas macht man ja auch nicht jeden Tag“, grinse ich, „ich kenne eine ganze Menge Leute, die sowas noch nie gemacht haben!“ (Um ehrlich zu sein: Ich kenne niemanden, der sowas schon gemacht hat!)

Auf der Heimfahrt hänge ich meinen Gedanken nach. Das Klischee-Bild der Irrenanstalt. Riesige Schlafsäle mit

Gittern vor den Fenstern, verschlossenen Türen. Schreien der Verzweiflung. Zwangsjacken, Gummizelle und Elektroschocks. Massentötung von seelisch kranken Menschen im Dritten Reich – oder zumindest Zwangssterilisation. Ganz ehrlich: Ist das nicht das Bild, das wir automatisch vor Augen haben, wenn wir an „Geisteskranke“ und „Nervenklinik“ denken? Es ist Zeit, gründlich aufzuräumen! In der Klinik Eichberg wurde die Zwangsjacke vor über 100 Jahren abgeschaft. Ein Beispiel von mehreren. Andere Kliniken sollten dem Beispiel folgen und intensiv informieren und aufklären!

Ich beschließe, meinen Teil der „Öffentlichkeitsarbeit“ zu leisten!

Wie gesagt: „Sich kundig machen – nicht verleugnen, sondern hinschauen – ist ein wichtiger Schritt zur Bewältigung seelischer Störungen.“

Höhenflüge und Abstürze
14

Dumm gelaufen ...
19. Juni 1997

Der Taxifahrer kommt aus Pakistan. Er sieht wie ein Inder aus. Das sage ich ihm auch. Er hält eine lange Rede, dass Indien und Pakistan inzwischen zusammengehören und so weiter. Die Sonne scheint, es ist kühl. Als wir in die Einfahrt einbiegen, ziehen Wolken auf. „Nein danke, eine Quittung brauch ich nicht." Nehme meine Reisetasche vom Rücksitz und gehe zur Haustür. Der Briefkasten quillt über, nach nur drei Tagen. G. lernt es nie.

Ich schließe die Wohnungstür auf, stelle die Tasche ab und gehe vorsichtig ins Wohnzimmer. G. hatte mich bereits darauf vorbereitet. Der Anblick, der sich mir bietet, übertrifft meine Erwartungen:

Teppich, Sofa und Couchtisch sind von Nadeln und Kanülen übersät, auf dem Sessel liegen ein paar voll gekotzte Handtücher. Auf dem Teppichboden ist ein großer rotbrauner Fleck. Neben den blutverschmierten Plastikhandschuhen liegen die Deckel von den Pillendöschen ...

Wenigstens bin ich sofort beschäftigt! Ich hole eine Plastiktüte und lasse Nadeln, Kanülen, Schläuche, Handschuhe und Pillendöschendeckel darin verschwinden. Und jetzt? Nein, wegschmeißen werde ich diese Souvenirs nicht. Ich wickele die Tüte zusammen und stopfe sie ganz unten in meinen Kleiderschrank. Die Handtücher stecke ich in die Waschmaschine. Schließlich knie ich mit Prilwasser und Bürste auf dem Teppichboden und bearbeite den Fleck. Sechs Leute in Weiß waren hier, hat G. gesagt, dazu zwei Polizisten. Eine Stunde lang haben sie versucht, mich wiederzubeleben. Ich hänge den noch unvereinbar scheinenden Gedankenfetzen nach.

Montag, 16. Juni 1997

Der Tag im Büro. Wie jeder andere. Gerade mal vier Stunden kann ich mich auf meine Arbeit konzentrieren, und dann geht die innere Raserei wieder mit mir durch. Ich setze mich an den PC und schreibe. Kapitel 13. Hin und wieder leiste ich hilflosen Kollegen Benutzerunterstützung in Sachen Vertriebsdatenbank unter Lotus Notes. Irgendwann habe ich einfach keinen Nerv mehr und gehe nach Hause. Dort stürze ich mich auf meinen PC und schreibe weiter an Kapitel 13. In weniger als zwei Stunden habe ich alles online. Trotzdem fühle ich mich unruhig und leer. Alles auf einmal! G. kommt nach Hause. Nein, zum Weggehen fehlt mir heute Abend die Energie. Mein Stimmungsbarometer ist im Keller! Hunger habe ich auch keinen. Ich will nix weiter als in Ruhe lesen – und weiter Bier trinken (bin inzwischen bei der dritten Flasche angelangt). G. respektiert es. Er schiebt für sich eine Tiefkühlpizza in den Ofen. Danach verbringen wir einen relativ ruhigen Abend. G. wird um 23 Uhr müde. Ich kann noch nicht schlafen. Überhaupt, seit zwei Wochen verbringe ich meine Nächte mit Schreiben, Lesen und Internet-Surfen. Schlafen ist nicht. Komischerweise bin ich nicht müde. Nur aufgekratzt und fahrig. Und irgendwie verzweifelt. Ich schicke G. allein ins Bett. „Nacht, mein Schatz, ich komme später nach!"

Ich öffne die Balkontür und spüre die Kühle der Nacht. Alles ist so beschissen ruhig und friedlich, und in mir drin brodeln massenweise Vulkane – kurz vor dem Ausbruch. Ein weiteres Bier. Hilft auch nix. Schaffe es gerade mal, eine halbe Seite zu lesen. Dann fängt es wieder an zu rasen in mir. ‚Ich kann nicht mehr', saust es durch meinen Kopf, im selben Moment schleiche ich auch schon auf Zehenspitzen ins Schlafzimmer. G. schnarcht zufrieden und laut. Ich taste mich vorsichtig zu meiner Bombe in Gestalt von 90 über Jahre hinweg gesammelten Benzodiazepinen vor. Mit den Pillen in der Hand verlasse ich das Schlafzimmer und schließe die Tür. Dann geht alles rasend schnell. 50 Sekunden, um alle 90 Tabletten in meinen Handflächen zu halten, und eine halbe Minute, um alle mit dem restlichen Bier runterzuspülen. Irgendwie kritzele ich hilflose Worte auf ein Stück Papier. Das ist das letzte, was ich von dieser Welt wahrnehme ...

***

Vier Tage später: G. kommt zum Mittagessen nach Hause. Ich schrubbe immer noch an dem Fleck auf dem Teppich. Die Stelle ist schon ganz hell, der widerspenstige Fleck will nicht weichen! G. entschuldigt sich, dass er die Spritzen und alles nicht weggeräumt hat. Es war zu chaotisch.

***

Zurück zum Tatort: Gegen 1 Uhr 30 morgens wacht G. auf. Was ist das für ein Geräusch? Marianne hustet. Das Husten hört nicht auf. G. steht auf und geht ins Wohnzimmer. Marianne hustet noch immer und ist fast am Ersticken. Dabei scheint sie trotzdem weiterzuschlafen. G. sieht sich die Szene circa fünf Minuten an und redet anschließend auf Marianne ein. Keine Reaktion. Er kniet sich neben sie und schüttelt ihren Körper: „Marianne, kannst du mich hören?“ Keine Reaktion. Er packt sie und setzt sie auf das Sofa. Sie kippt zur Seite um. Er beugt sich über sie, schüttelt sie nochmals, gibt ihr Ohrfeigen. Für den Bruchteil einer Sekunde heben sich die Lider über den glasigen Augen. G. erschrickt. „Nobody home!" Und kalt fühlt sie sich an. Plötzlich begreift er, was passiert ist. Scheiße! Griff zum Telefon. 110. „Do you speak English?" Nein, Englisch spricht keiner bei der Walldorfer Polizei. „Moment bitte." G. rast ins Arbeitszimmer, wühlt das Wörterbuch aus der Kiste und flitzt blätternd wieder zurück ans Telefon. „Selbstmord!" keucht er schließlich in den Hörer. „Wir kommen", bekommt er zur Antwort. „Wie schnell? Zehn Minuten?" – „Schneller", verspricht man ihm.

Zehn Minuten später fährt der Krankenwagen vor. G. ist heruntergegangen und hat riesige Winkzeichen gegeben. Fünf Krankenpfleger steigen aus, und alle rennen ins Wohnzimmer, wo der leblose Körper auf dem Sofa liegt. Die fünf stürzen sich auf Marianne. G. sieht voller Angst zu, wie sich der weiße kalte Körper allmählich in ein Nadelkissen verwandelt. Einer der Pfleger ruft per Handy einen Arzt zur Hilfe. Bevor letzterer auftaucht, stehen erst mal zwei Polizisten in der Wohnungstür. Gott sei Dank spricht einer von denen Englisch! Sie wollen wissen, wer G. ist, wer die Leiche und was zum Teufel hier vorgegangen ist. G. beantwortet ihre Fragen, so gut er kann. Um das Gesagte zu illustrieren, greift er nach dem Prospekt von der Psychiatrischen Klinik Eichberg und erklärt, Marianne habe psychische Probleme. Die Polizisten glauben ihm, dann beteiligen auch sie sich an der Wiederbelebungsaktion, schleppen Lampen an, halten den Infusionsschlauch und so weiter. Endlich taucht ein Arzt auf. Jetzt sind acht Leute mit dem leblosen Geschöpf beschäftigt. Erst nach einer Stunde wird der mit den vielen Schläuchen und dem portablen Beatmungsgerät geschmückte Körper auf die Trage verfrachtet und die Treppe runter zum Krankenwagen gebracht.

G. ist hilflos. Wo sie mich hinbringen, will er wissen. „Ins Kreiskrankenhaus G." – „Soll ich mitkommen?" –

„Nein, Sie können jetzt nichts weiter tun als beten!" G. steht verzweifelt im Dunkeln. Erst nach 15 Minuten fährt der Krankenwagen mit Blaulicht davon. Routinierte Fragestellung: Lohnt sich das noch? 3 Uhr morgens. Wie in Trance kehrt G. zurück in die Wohnung, legt sich ins Bett und fällt in einen erschöpften Schlaf.

18. Juni 1997

Jemand sagt: „Sie wird wach." Bevor ich die Augen öffnen kann, ist mir eines klar: Ich habe es wieder mal vergeigt. Ich liege auf irgendeiner Intensivstation und werde demnächst hundertmal gefragt: „Warum?"! Dumm gelaufen! Trotz allem blinzele ich vorsichtig um mich herum. Vielleicht bin ich im Himmel? Eher in der Hölle! Beide Arme sind via Schläuchen mit irgendwas verbunden, in meiner Blase steckt ein Katheter, am Oberarm hängt ein vollautomatisches Blutdruck-Gerät, und die Kabel, die aus Richtung Busen unter dem weißen Flügelhemd hervorkommen, sind mit dem IBM-Bildschirm zu meiner Rechten verbunden. Hände und Füße sind mit Ledergurten an den Stahlrohren des Krankenbettes festgeschnallt. Ich habe Muskelkater. Neben mir steht eine Pflegerin. „Wieso bin ich festgeschnallt?", will ich wissen. „Sie wollten sich dauernd den Beatmungsschlauch rausreißen." – „Und wieso habe ich so einen Muskelkater?" – „Das kommt von der elektrischen Herzmassage. Da spannen sich alle Muskeln an!" Die Pflegerin ist cool. Die macht sowas auch täglich. Ich schlafe wieder ein.

Als ich das nächste Mal wach werde, sehe ich auf dem Nachttisch das Blatt Papier. Da ich inzwischen abgeschnallt bin, greife ich zum Nachttisch – gar nicht so einfach mit all den Schläuchen – und lese:

Love,
I hope I will see you healthy tomorrow

Lautlose Tränen haben etwas Friedliches und zugleich Beängstigendes. Die Seele läuft über. Ein Pfleger kommt rein und macht sich an einem der Apparate zu schaffen. „Haben Sie ein Taschentuch?“, schniefe ich. – „Nur Zellstoff“, sagt er bedauernd und gibt mir einen ganzen Stapel. Ich schlafe wieder ein. Mit den Tränen im Gesicht und den Pseudo-Taschentüchern auf der Bettdecke.

Beim Erwachen steht ein Arzt neben mir. „Warum haben Sie das getan?“ – „Wo bin ich hier? Wie spät ist es? Was für ein Wochentag ist heute?“, bekommt er zurück. „Sie sind im Kreiskrankenhaus G., es ist jetzt 14 Uhr, und heute ist Mittwoch“, antwortet er brav. Weil er so brav ist, braucht er die blöde Frage kein zweites Mal zu stellen, sondern wird um die folgende Information reicher: „Ich leide an einer endogenen Depression und bin in psychiatrischer Behandlung.“ Er runzelt die Stirn. Wer mein Psychiater ist, will er wissen. Ich erkläre, was in den letzten Monaten abgegangen ist, welche Medikamente ich nehme und so weiter. „Wie viele Tabletten haben Sie denn genommen?“ – „Neunzig.“ – „Oh Gott! Dann haben Sie es wirklich ernst gemeint?“ – „Nein, wieso, mir war nur langweilig, und da dachte ich mir – zumal die Krankenkasse ihre Beiträge wieder einmal erhöht hat –, jetzt mach ich mal ein bisschen Action, damit alle auf ihre Kosten kommen!“ Ich wusste gar nicht, dass ich so sarkastisch sein kann.

Eine Stunde später sitzt eine Psychiaterin an meinem Bett. Zu Beginn muss ich sinnlose Fragen beantworten, und danach wiederhole ich ihr haargenau dasselbe, was ich ihrem Kollegen bereits verraten habe. „Ich weiß. Ich habe mit Ihrem Dr. R. gesprochen.“ – „Was hat er gesagt?“ – „Er war ganz schön überrascht.“ Scheiße!

Am Spätnachmittag werde ich entkabelt und verlegt. Auf Station 2. G. hatte mir in seiner roten Adidas-Tasche meine Brille, drei Zigaretten, Streichhölzer, ein paar Jeans und ein Nachthemd vorbeigebracht, während ich noch im Koma lag. Jetzt erst mal raus aus dem sexy Flügelhemd und rein in die Zivilklamotten. Erleichtert schnappe ich mir eine der drei kostbaren Zigaretten und ziehe aus, das Rauchen zu genießen. Problem: Ich weiß noch nicht, WO man das hier kann. Am Ende des Flurs entdecke ich einen Balkon. Geil. Zielstrebig gehe ich barfuß darauf zu. Eine Schwester fängt mich ab. „Wo wollen Sie denn hin? Wo sind Ihre Schuhe?“ – „Eine rauchen. Und Schuhe hab ich nicht. Die bringt mein Freund später mit.“ – „Nein, das geht nicht! Da muss ich erst den Arzt fragen!“ Nix zu machen, und ich leide unter extremen Entzugserscheinungen. Die Schwester verschwindet wieder im Schwesternzimmer – und ich in der Besuchertoilette! Aaaah, tut das gut!

Später kümmere ich mich um ein Telefon und rufe erst mal die Eltern an. Die sind total happy, dass ich wieder lebe, und teilen mir mit, dass G. auf dem Weg ins Krankenhaus ist. Die Schwester kommt rein und lässt mich kleinlaut wissen, ich dürfe auf den Balkon rauchen gehen. „WEHE, Sie springen da runter! Dann schüttele ich Sie durch, dass Ihnen Hören und Sehen vergeht!“ Ich muss ihr mit aller Unschuld das Versprechen geben, nicht aus dem Fenster im Parterre des Gebäudes zu springen! Zehn Minuten später sitze ich wieder im Zimmer auf dem Bett. Die Tür geht auf, und G. steht vor mir. Wir fallen einander in die Arme und schluchzen. Meine Zimmernachbarin geht kulanterweise für zehn Minuten aufs Klo. G. hat Zigaretten mitgebracht. Aus dem Duty-free-Shop in London. Er hat mir das Leben gerettet!

***

20. Juni 1997

Ich sitze Dr. R. gegenüber – nach einer geschlagenen Stunde im mit „Methadonies“ überfüllten Wartezimmer. Scheißernst. So geht es nicht weiter! Ist mir auch klar. Ich habe Angst vor mir selber und meinen unkontrollierten Manien. Ich erkläre ihm, dass ich gerne für ein paar Monate nur halbtags arbeiten würde und dass ich mich beim Sozialpsychologischen Dienst und der Krankenkasse nach möglichen Lösungen umgehört hätte. Zum ersten Mal ist er nicht einverstanden mit meiner Eigeninitiative. Mit aller Vorsicht geht er vor: „Haben Sie schon mal an eine stationäre Behandlung gedacht?“ Ich antworte „Ja“, und ihm verschlägt es die Sprache. „Waren Sie schon mal in einer, äh, psychiatrischen Klinik?“, kommt es, als er sich wieder gefangen hat. Weil ich darauf ebenfalls mit „Ja“ antworte, habe ich wenig später zwei dicke Ordner mit Prospekten aller bundesweit nur im Entferntesten bekannten Klapsen auf dem Schoß. „Lesen Sie sich das in Ruhe durch“, rät er freundschaftlich. „Danke, kann ich das mitnehmen?“ – „Nein, ich hab nur ein Exemplar.“ Wer ist jetzt bekloppter – er oder ich? „Sie meinen, ich soll mir das schnell mal hier in Ihrem Sprechzimmer durchlesen, während draußen das Wartezimmer überquillt?“ Er findet gleichfalls, dass das keine so geschickte Idee war. Wir verbleiben, dass ich die doppelt vorhandenen Exemplare leihweise mitnehmen kann und mich ansonsten eigenständig auf die Suche mache. Habe eine Woche Zeit. Bis Donnerstag. Und dann muss ich mich entschieden haben. Wir vereinbaren einen Termin für den Stichtag. „Bitte bringen Sie Ihren Partner mit. Das ist wichtig!“

Seitdem bin ich nebenberuflich als Klapsmühltouristin tätig, was nicht ganz so schwer ist, weil ich sowieso krankgeschrieben bin.

Höhenflüge und Abstürze
15

Zugekifft und abgefuckt
August 1997

Die Sonne brennt mir auf den nackten Arsch, das leise Plätschern im See klingt wie der Applaus der Engel, die Bäume sehen aus wie eine Gruppe Bundeswehrsoldaten, wenn man genau hinsieht. Der süßlich-orientalische Duft aus dem Joint, den ich in der Hand halte, erinnert mich daran, dass ich in meinem früheren Leben in Ägypten aufgewachsen bin. Ich beschließe, G. das alles mitzuteilen, und drehe mich auf den Rücken. Die Sonnenstrahlen kitzeln auf dem Busen. G. liegt zusammengerollt wie ein Embryo und schläft in der Sonne. Löwen schlafen 20 Stunden am Tag. Den Rest lang fressen sie. Ich muss lachen. G. wacht auf. „Ich wollte dir etwas Interessantes erzählen", kichere ich, „Scheiße, jetzt hab ich es vergessen!" – „Wie spät ist es, denkst du?" Ich fummele nach meiner Armbanduhr. (Mist, die Zahlen sind alle rausgefallen. Quatsch! Da waren ja nie Zahlen drauf!) „4 Uhr." Pause. Jahre später: „Wieso, was dachtest du denn, wie spät es ist?" – „4 Uhr." – Pause. Jahre später: „Ich dachte 4 Uhr!" Wir lachen uns kaputt!

Später pinnen wir die Fahrräder an den Jägerzaun, schlürfen im Naturfreundehaus ein kühles Bier. G. grinst: „Was immer du da in Amsterdam gekauft hast, zu meiner Zeit war Gras nur halb so stark!" – „Dann habt ihr die Tüten nicht richtig gedreht!" – „Ich denke, das liegt an der freien Konkurrenz der Anbauer. Jedes Jahr wird neu veredelt. Was rauskommt ist gut und immer stärker." G. nimmt einen kräftigen Schluck Bier. Stimmt, von dem Super Skunk, den ich am Schluss gekauft habe, kriegt man einen staubtrockenen Mund. „Hab ich irgendwie Scheiße gelabert vorhin?“ (G. hatte nur zwei kleine Züge genippt und ich den Rest gesogen.) „Ich glaube, das Zeug macht dich etwas passiv und paranoid. Wenn ich dich was frage, kommt nach drei Minuten die Gegenfrage: ‚Hast du was gesagt?‘“ Ich muss kichern. „Ist wirklich rein pflanzlich und homöopathisch! Viel gesünder als Bier“, ich nehme einen kräftigen Schluck davon. „Nikotin“, ich zünde mir eine Zigarette an, „und der ganze Psychopharmaka-Kram!“ Da kann keiner widersprechen. ;-))

***

Ende Juli. Die Krankenkasse lehnt die Kostenübernahme für K. ab, nachdem jede Woche aus Urlaubsgründen ein anderer Sachbearbeiter die Akte von vorn durchgearbeitet hat, eine Stunde, bevor auch dieser wiederum seinen Urlaub antritt. Außerdem haben die die Krankengeldzahlung verschludert. Seit fast zwei Monaten bekomme ich kein Gehalt mehr, und dann bitten die außerdem noch um die freundliche Überweisung der 20 Mark Selbstbeteiligung am Krankentransport, in dem ich vor zwei Monaten unfreiwillig zum Mitfahren gezwungen wurde! Allmählich habe ich echt keinen Plan mehr! Da stoße ich auf „das Team“. Meine manischen Veröffentlichungen (mittlerweile sieben E-Mail-Adressen, sechs Homepages und drei Provider) tragen Früchte, und ich werde mit dem Aufbau eines Psycho-Angebots innerhalb des Team-Projekts betraut. Ich bekomme ein Server-Passwort, eine User-ID und eine weitere E-Mail-Adresse. Ab sofort hacke ich tagelang meine Serenaden in die Kiste. Eine Woche später ist alles online und seitdem riesig erfolgreich. Der Doc ist im Urlaub, die Krankenkasse ist arschlochmäßig unterwegs, die Sonne scheint, und eigentlich habe ich mir jetzt etwas Erholung verdient! Ich konfrontiere G. mit der Tatsache, dass wir am folgenden Wochenende vier Tage lang nach Amsterdam fahren. Der versucht zunächst behutsam, das Reiseziel an einen anderen Ort zu verlegen. Erfolglos. Ich bestehe auf meiner homöopathischen Cannabis-Kur. Vier Tage Urlaub! Kein Computer, keine Mails, keine Idioten, die einen dauernd blöd anchatten – dafür Sonne pur über den Grachten von Amsterdam und Pot an allen Straßenecken! Zugekifft und völlig abgefuckt glitschen wir in Schlangenlinien mit einem Tretboot durch die Grachten. „Hast du was gesagt?" – „Nein, du?" – „Was war noch mal die Frage?" Kichernd steuern wir von Ufer zu Ufer, weil wir das blöde Ding einfach nicht dazu bewegen können, geradeaus zu fahren. Die Enten stoßen Angst- und Wehgeschrei aus und ergreifen die Flucht. „Guck mal, überall Cannabis-Bäume." Begeistert zeige ich auf das Ufergestrüpp. „Wollen wir mal anlegen?" – „Prima!" Es folgt eine herzzerreißende Karussellfahrt immer im Kreis rum. Entenjagen macht auf Trip doppelt so viel Spaß! Schließlich haben wir vergessen, was wir eigentlich wollten, lassen die Pinienhecke links liegen und beschäftigen uns dann 30 Minuten mit dem Rückwärtseinparken des Bootes.

Als wir uns am nächsten Morgen unser Hotelfrühstück in die überkandidelten Bäuche drehen, bemerkt G.: „Könnte es sein, dass in dem Kraut, was wir letzte Nacht geraucht haben, irgend so ein, äh, Sex-Stimulans drin war?" Ich lächele geheimnisvoll. „Der Hanf ist eine der ältesten Nutzpflanzen der Menschheit", bete ich friedfertig herunter, „neben den wertvollen Rohstoffen, wie Fasern und nährstoffreichen Samen, brachte dem Hanf-Gewächs besonders die Verwendung als Heilpflanze und Aphrodisiakum Verehrung ein." – „Vielleicht solltest du dreimal in der Woche einen Joint rauchen", grinst G.

„Warum nicht täglich einen kleinen?“ – „Weil ich das in meinem Alter auf längere Sicht kräftemäßig nicht schaffen würde!“ Wir kichern. Orgasmus kommt gut auf Greenhouse Special! Ich stecke die Ansichtskarten in den Kasten – lauter abgefuckte Motive! Besonders die mit Raffaellos Joint kiffenden Engeln. Die kriegt mein Doktor mit dem Comment: „Cannabis ist rein homöopathisch und gesünder als Zoloft oder Valium“. Wir fahren ein letztes Mal in die Stadt. Von dem Skunk wollte ich noch etwas mitnehmen. Das war der, wo wir neulich nachmittags so abgefahren sind! G. macht alles mit, und in meinem Rucksack riecht es sonderbar exotisch! Ich seufze und werfe einen letzten Blick auf die schmalen Häuser in der Grachtenlandschaft. Um uns herum lauter Leute mit glasigen Augen. Amsterdam ist eine Phantasiewelt mit bunten Vögeln, friedlichen und lustigen Menschen. Die Coffeeshops sind wie kleine Mosaike in dieser Traumwelt über die Landschaft verteilt. Wer hier nicht mit glasigen Augen rumläuft, der hat nicht mehr alle Hühner auf dem Balkon!

***

„Wie machen wir denn jetzt medikamentös weiter“, grübelt Dr. R. „Haschisch kann ich Ihnen leider nicht verschreiben!“ Ich muss grinsen! Die Kiff-Engel-Postkarte veranlasst den Doc zu der naiven Frage: „Und haben Sie auch einen Joint geraucht?“ Daraufhin halte ich einen Vortrag über Cannabis! „Darf ich das in die Notizen aufnehmen?“ Er blättert in der circa fünf Zentimeter dicken Akte. „Von mir aus. Was wollen Sie denn schreiben: zugekifft und abgefuckt?“ Er grinst und liest während des Schreibens laut mit: „War in Amsterdam, in den, äh, Coffeeshops. Und, äh, Patientin behauptet, es habe ihr gut getan.“ Hat es auch, ohne Scheiß! Cannabis wirkt entspannend, beruhigend, ausgleichend. Auto fahren sollte man bei dieser homöopathischen Cannabis-Therapie dennoch besser bleiben lassen, um weder die plötzlich auf der mittleren Fahrbahn auftauchenden Glatteis kotzenden Dinosaurier noch die in der Windschutzscheibe wachsenden Cannabispflanzen noch die anderen Verkehrsteilnehmer zu gefährden.

***

Vor ein paar Tagen wurde ich über mein Verhältnis zur Musik befragt. Meine homöopathische Viertageskur hat mich zu dieser Antwort beflügelt:

1. Nüchtern und normal: restlos unerotisch (passiv/rezeptiv). (Empfohlene Musik: Heino!)
2. Depressiv: heulsteigernd bis hin zu tödlich. (Empfohlene Musik: Wassermusik von Händel oder Tschaikowskys Symphonien)
3. Manisch: erlebnissteigernd. (Empfohlene Musik: Richard Wagner, Walküre oder die Marseillaise)
4. Auf Alk: zu laut! (Empfohlene Musik: Sandmännchen-Soundtrack)
5. Mit 0,5 g Pot: laaangsam. (Ein Ton dauert fünf Minuten). (Empfohlene Musik: Gregorianische Gesänge)
6. Mit 2,5 g Pot: von innen kommend und langsam aufsteigend. (Empfohlene Musik: Maurice Ravel, Bolero)
7. Mit 3 g getrockneten Psilozybin-Pilzen: orgasmisch! (Empfohlene Musik: Nina Hagen, Orgelkonzerte von Bach)
8. Nach einer Linie Koks: orgiastisch und multipel orgasmisch! (Empfohlene Musik: Montserrat Caballé, Hijo de la Luna)

Höhenflüge und Abstürze
16

Herbstaufkommen
Oktober 1997

Der Regen peitscht mir ins Gesicht. Die Turnschuhe glitschen über die nassen Blätter, die der Sturm bereits von den Bäumen gerissen und vorbeifahrende Autos in kleine Dreckhäufchen an den Bordstein gefegt haben. Um mich herum gehetzte Regenschirme – wie wandelnde bunte Pilze. Unter mir die Autobahn. Über mir ein grauer Oktoberhimmel. Und dazwischen?

Das Zigarettenbrandloch auf der Handfläche ist fast verheilt, die Sommersonnenbräune macht allmählich einer aschfahlen Winterhaut Platz. Eine langsame Metamorphose in Zeit und Raum. Nichts bleibt. Nichts geht. Ein stumpfer Nachgeschmack – ein angstvoller Vorgeschmack. Und dazwischen?

Eine schwarze Krähe trinkt aus der ölverschmierten Pfütze. Aus meinen Haaren tropft kaltes Regenwasser in meinen Nacken, aus meinen Augen sickern warme Regentropfen, die nach Salz schmecken und nicht aus den grauen Wolken kommen, sondern unaufhaltsam von dem dicken Kloß in meinem Hals produziert werden. Dunkle Wolken in der Seele, Herbstaufkommen in den Straßen. Und dazwischen?

***

August 1997

Herrliches Sommersonnenwetter! Ich verbringe die Zeit an einem kleinen Waldsee mit meinem Walkman, meinen

Büchern und ein paar Marihuana-Zigaretten. In der Woche ist es herrlich ruhig hier. Nur ich, die Natur, die Schnaken und die Wespen. Bachs Motetten im Ohr, Sonne auf gebräunter Haut, der Geist verwoben in sanfte Empfindungen der Seele. Eins mit dem Kosmos! Die Sonne glitzert auf der tiefschwarzen Wasseroberfläche. Tausende von kleinen Glitzerkerzen wie winzige Wegweiser, die meine Phantasie zu einer Reise einladen, zu einem Ziel führen wollen ... Ein paar Zeilen von Herbert Grönemeyer wühlen sich von meinen Ohren über meine Seele direkt in den Bauch:

Mach' die Feuer an, damit ich dich finden kann.
Steig' zu mir an Bord.
Übernimm die Wacht,
bring' mich durch die Nacht.
Rette mich durch den Sturm.

Fass mich ganz fest an,
dass ich mich halten kann.
Bring' mich zu Ende.
Lass mich nicht mehr los!

Sehnsucht im Kopf, Sommer im Bauch, Feuer in der Seele! Ich genieße es einfach. In mir selbst zu Hause, eins mit dem Kosmos.

Abends ein paar Stunden am PC. Das *Kuckucksnest* ist ein Renner geworden. Innerhalb von zwei Wochen hatte ich diese Psychoseiten ins Netz gestellt. Schon tragen sie Früchte. Täglich um die 400 Zugriffe, jede Menge neue E-Mail-Kontakte, spannende Online-Freundschaften. Ein Netz aus Anerkennung, Bewunderung, Lob und Bestätigung. Eins mit dem Kosmos – und mit der virtuellen Welt. Auf diese Weise wird das Warten auf die Kostenzusage der Krankenkasse mit zuckersüßen Schokostreuselchen überzogen. Um sieben kommt G. nach Hause.

Wir satteln die Fahrräder und machen sämtliche Biergärten, Naturfreundehäuser et cetera unsicher. Den lauen Sommerabenden gelingt es, uns davon abzulenken, dass zwischen uns eine Wand gewachsen ist. G. schläft seit Wochen auf der Couch. Sex gibt es nur noch in Notfällen. Wir sprechen miteinander – ohne miteinander zu reden. Wir leben zusammen – ohne miteinander zu sein ...

Psychotherapie, einmal die Woche. Herr S. macht einen Test nach dem anderen: Konzentration, Intelligenz, Reaktion, Stimmungsbild und so fort. Mit wissenschaftlichen Methoden will er herausbekommen, ob Pot bekloppt macht. Die Ergebnisse nehme ich jedes Mal mit einem Lächeln entgegen. Im Gegenteil, die paar Heilpflänzchen scheinen meine Kreativität zu steigern, und ich halte einmal mehr meine Lieblingsvorträge über den medizinischen Nutzen der Hanf-Pflanze, insbesondere bei Depressionen. Herr S. hat keine konkreten Gegenargumente, zuckt irgendwann nur die Achseln und rät mir freundschaftlich: „Machen Sie so weiter!“

Das tue ich mit Freuden. Ich baue eine Cannabis-Homepage auf und schließe mich der *Arbeitsgemeinschaft Cannabis als Medizin* an.

Eines Tages flattert ein dicker Brief von der Krankenkacke ins Haus. Man lehnt eine Kostenzusage für die Klinik ab. Nach Prüfung der Aktenlage durch den MDK, Medizinischer Dienst der Krankenkassen, sei bei meiner Erkrankung eine Reha-Maßnahme zu Lasten des Rentenversicherungsträgers angesagt. In der Anlage steckt ein weiteres Exemplar des knapp 50-seitigen Antragsformulars, von denen ich bereits ein paar habe. Mit der Sendung erhalte ich den Auszahlungsschein für Krankengeld, auf das ich, wie man mir mitteilt, seit acht Wochen Anspruch gehabt hätte. Urlaubszeit bei der Versicherungs-Anstalt – da kommen schon mal so ein paar Sachen weg. Ich flippe aus. Wut, Enttäuschung und Kampfbereitschaft liefern sich in meiner Seele ein haarsträubendes Gefecht. Ich suche meinen Doc auf. Der ist genauso sauer. „Quatsch, Blödsinn! Von wegen Reha! Ich habe eine Klinikbehandlung als AKUTFALL verordnet. Lassen Sie sich von denen nicht einschüchtern!“ Viel tun kann er allerdings nicht. Er rät mir, mich nicht verarschen zu lassen, schreibt mich weiterhin krank und verschreibt ein weiteres Mal Zoloft. Die Klinik ist besser drauf. Dort empfiehlt man mir, das Schreiben mit einem Widerspruch zu beantworten, wobei sie mir ihre Hilfe anbieten. Zunächst soll ich jedoch abwarten. Die Klinik will das selbst mit dem Vorstand der Kasse klären. Also warte ich.

28. August 1997

Nachdem alle Gesprächsbemühungen zwischen der Versicherung und der Klinik unter dem Vorwand ‚Urlaub‘ erfolglos geblieben sind, verfasse ich mit Hilfe der Klinikverwaltung einen offiziellen Widerspruch gegen die Ablehnung der Kostenzusage. Dieser geht am selben Tag in die Post – mit Fax-Kopie an meinen Doc.

Von Ende August bis Ende September rufe ich mehrmals wöchentlich bei der Krankenkasse an, um den aktuellen Stand in Erfahrung zu bringen. Die ebenfalls aufgrund der Urlaubszeit wechselnden Sachbearbeiter teilen mir regelmäßig freundlich mit, dass sie derzeit nicht mit der Sachlage vertraut seien, da meine Akte im Dienstgang unterwegs sei. Allmählich greift diese Ungewissheit und Planlosigkeit auch die Substanz unserer Beziehung an. Ich leide wieder unter verstärkten Stimmungsschwankungen, dosiere dennoch das Zoloft runter. Diese Maßnahme hilft gegen die Manien. Die Depressionen kommen jetzt wieder doppelt so heftig. Ich setze mich auf regelmäßigen Cannabis-Konsum und halte mich mit der sedierenden, stimmungsaufhellenden Wirkung so weit über Wasser, dass ich mit Einverständnis meines Docs das Zoloft schließlich ganz absetzen kann. Das herrliche Spätsommerwetter, der Online-Freundeskreis und das Schreiben von Gedichten, Theaterstücken und Satiren halten mich einigermaßen bei der Stange.

Bis eines Samstags Ende September ein Einschreiben von der Kranken-Verunsicherung eintrudelt, das zwei auf denselben Tag datierte und von demselben Dummkopf unterzeichnete Schreiben enthält, die ansonsten miteinander nichts zu tun haben. Keines von beiden lässt eine Kenntnis des Unterzeichners von meinem Widerspruchsschreiben, das ich vor einem Monat abgeschickt habe, auch nur im Entferntesten erahnen. Das erste Schreiben ist ein Drohbrief: Wenn ich nicht kurzfristig nachweislich einen Reha-Antrag stelle, würde mir das Krankengeld mit Wirkung vom 2. Dezember 1997 gestrichen. Selbstverständlich könne ich gegen dieses Schreiben innerhalb eines Monats Widerspruch einlegen. Die Anlage enthält ein weiteres Exemplar des 50-seitigen Reha-Antrags. Das zweite Schreiben ist ebenfalls ein Drohbrief: Wenn ich nicht am 26. September, 10 Uhr, beim MDK in Frankfurt *vorstellig werde*, werde mit Wirkung dieses Datums kein Krankengeld mehr gezahlt. Die Anlage enthält ein Formular für meinen Doc, das er gefälligst umgehend ausfüllen solle, da ich es am Freitag dem MDK vorlegen müsse. Völlig gerädert bitte ich am gleichen Tag via Fax meinen Doc und die Klinik um Mithilfe. Das Wochenende ist gelaufen. Zweimal stehe ich auf der Autobahnbrücke, sehe die unter mir durchrasenden Autos und freunde mich mit einem Brückensprung als Selbstmord-Methode an. In Gedanken stelle ich mir vor, wie die A 5 für mehrere Stunden gesperrt werden müsste, während man meine kläglichen Überreste von der Straße kratzt ...

Am Montag darauf sitze ich relativ ratlos meinem Doc gegenüber. „Verarschen kann ich mich alleine“, schließe ich meine Ausführungen. Der ist überhaupt nicht begeistert von dem Bürokratenhaufen und diktiert mir eine Menge Gesülz, das ich in das Formular eintrage, was hinterher sowieso keiner lesen wird. Trotz allem bin ich irgendwie gut drauf. Ist doch nett, so einen tollen Verbündeten zu haben. Außerdem scheint die Sonne!

Freitag, 26. September 1997. Der Facharzt beim MDK drückt mir auf dem Bauch rum, um mir wie einem Teddy „Bööööh“ zu entlocken, misst Blutdruck, prüft Reflexe und so weiter, bis sich herausstellt, dass er Internist ist, von psychiatrischen Fällen keine Ahnung hat und folglich den Fall nicht beurteilen kann. Eine Empfehlung hat er für mich allerdings parat: Ich solle umgehend NOCH HEUTE, wie er es ausdrückt, meinen Doc zwecks erneuter Medikamenteneinnahme aufsuchen. In das Diktaphon diktiert er:

„Die Symptomatik der Patientin lässt auf eine endogene Depression schließen. Ich empfehle daher eine Vorstellung bei einem Psychiater/einer Psychiaterin des MDK.“ Als ich das Sprechzimmer verlasse, gehe ich gleich aufs Klo – kotzen!

Montag, 29. September 1997. Ich suche umgehend, wie befohlen und per Gutachten festgehalten, außerhalb der wöchentlichen Konsultationen meinen Doc auf, mit dessen Einverständnis – wie man sich vielleicht erinnert – ich die Zoloft hatte absetzen können. Nach Schilderung des Comedy Acts beim MDK reißt dann auch meinem Doc der Geduldsfaden. Umgehend beschließt er, sich ab sofort nicht mehr verarschen zu lassen, greift zum Diktaphon und diktiert einen bitterbösen Brief an die Krankenkasse, in dem es unter anderem heißt, dass *„das Verwirr-*

spiel durch die BEK nicht mehr steigerungsfähig" sei. Das Schreiben endet mit der Drohung, dass, wenn sie jetzt nicht zu Potte kämen, *„geeignete Schritte zum Wohle Ihres Versicherungsnehmers"* unternommen würden. PUNKT! Dieses Schreiben leite ich mit einem entsprechenden Begleitschreiben umgehend an Herrn Trantüte weiter, nicht wissend, ob dieser nicht mittlerweile durch einen anderen Kollegen ersetzt wurde. In diesem Brief drohe ich mit der Presse!

Am selben Abend erleide ich eine Art Nervenzusammenbruch. Als G. nach Hause kommt, habe ich ein halbes Kilo Tempotaschentücher voll gerotzt und heule ihm entgegen, er solle mich bitte alleine lassen. Der arme Kerl verschwindet relativ fluchtartig in die Kneipe, und ich sitze heulend am PC und schicke wütende E-Mails in die Welt hinaus. Nach einer Heilpflanzen-Zigarette wechseln sich dann Lach- und Heulkrämpfe im Sekundenrhythmus ab – und als G. nach Hause kommt, sieht es hier aus wie auf dem Schlachtfeld.

Am darauf folgenden Tag erhalte ich jede Menge E-Mails mit guten Ratschlägen, was ich in meiner Situation jetzt noch tun könne. Entweder ich stelle in drei Teufels Namen diesen blöden Reha-Antrag, sitze auf einer Arschbacke die vier Wochen Kur ab und marschiere von dort aus direkt in die Klinik – das müsse die Kasse bezahlen. Oder ich solle mich in eine Akutklinik einweisen lassen und von dort aus ein Anschlussheilverfahren über die BfA beantragen – kurzum: Jeder hat eine andere Idee. Mir selbst ist im Moment einfach nur alles scheißegal. P., ein fleißiger E-Mail-Partner aus dem Schwarzwald, schickt mir die Adresse einer Klinik, die angeblich auch Akut-Fälle nehme. Mir ist immer noch alles scheißegal, doch G. besteht darauf, am Wochenende zusammen die Schwarzwaldklinik zu besichtigen. Wie sich vor Ort herausstellt, nehmen die dort bis zu 70 Prozent BfA-Fälle und 30 Prozent über Kostenzusage der Kassenfuzzis. BfA wollen wir ja nicht, weil das nix bringt, und die Krankenkasse pennt. Chaos aller Orten. Allmählich verliere ich die Nerven und den Überblick.

Am Montag darauf erhält meine Online-Fan-Gemeinde folgende E-Mail:

Liebe Online-Gemeinde,
nachdem gestern Abend Polizei und Notarzt hier aufkreuzen mussten und ich um ein Haar mitten in der Nacht noch in der Gummizelle gelandet wäre, ist es jetzt Zeit (in den nächsten zwei Tagen), mein Köfferchen zu packen und in eine Akutklinik (Psychiatrie) zu gehen. Ich wünschte, ich hätte länger durchgehalten.

Aber mal von vorn (wenn das jetzt alles etwas verworren klingt, dann liegt das daran, dass ich noch nicht wieder ganz da bin oder schlicht und einfach daran, dass die Dinge, so wie sie sich entwickeln, von Natur aus verworren sind):

Wochenende. Stimmungstief. G. tut, was er kann, wir kurven durch den Schwarzwald, sehen uns eine weitere Klinik an. Aber meine Stimmung ist so tief, dass wir noch am selben Abend nach Frankfurt zurückfahren. Tränen. Samstag: immer noch schwarzes Loch. Wir gehen ins Kino, Mr. Bean gucken. Hilft auch nix. Später im Restaurant: Heulkrämpfe. G. rastet aus: „Wozu brauchst du mich eigentlich noch? Ich kann dir ja doch nicht helfen.“ Das macht alles erst recht schlimm. Kauere heulend auf dem Teppich. G. flucht vor sich hin. Drehe eine „Heilpflanzenzigarette“. Das hilft uns durch die Nacht – das heißt wir können schlafen.

Sonntag. Immer noch tief unten. Nix zu machen. G. schleppt mich auf irgendwelche Stadtfeste. Ablenkungsmanöver. Ich kann nicht mehr sprechen. Wenn ich es versuche, fang ich an zu heulen. Sinnlos, aussichtslos.

Später, nach ein paar Bieren, kommt mir ein stimmungsrettender Gedanke: Ich fahre morgen nach Frankfurt in die Krankenkassen-Filiale, gehe direkt zu Sachbearbeiter Pimmel (oder wie der heißt) und fege dem mit einem Wisch seinen aktenüberladenen Schreibtisch leer. Alles: die Akte Kestler, den Playboy, das Foto von der Zweitfrau mit den fünf Bälgern und dem Hund, den Kaffeepott, das Telefon, die Butterstulle ... Möglichst mit Kriegsgeheul. „Was meinst du, wie schnell ich dann in einer psychiatrischen Klinik bin", grinse ich zu G. Der bleibt fotztrocken und teilt mir stirnrunzelnd mit, dass dies strategisch unklug sei et cetera. Damit war die Seifenblase wieder mal mit Gewalt zerstochen. Peng! Im Auto heule ich wieder. Lautlos, damit G. nichts merkt. Es ist dunkel. Blöderweise heule ich zu Hause immer noch. G. rastet total aus, brüllt: „God damn it. Fuck it!", haut mit der Faust auf den Tisch, Wut der verzweifelten Hilflosigkeit. Ich bekomme einen richtigen Heulkrampf, kauere in einer Ecke auf dem Fußboden. G. brüllt und flucht weiter, tritt gegen irgendwas, es klirrt. Ich kann nicht mehr, fege alles vom Tisch, was sich dort befindet (inkl. Toaster), greife mir meine Jacke und das Mobiltelefon und will raus. G. will mir das Telefon entreißen. Ich schreie. G. brüllt: „O. K., one-one-two (112)." Ich brech zusammen. Irgendwo im Flur auf der Erde. Versuche, mir die noch brennende Zigarette auf der Handfläche auszudrücken. G. sieht das, packt mich halb an den Haaren, halb am Kragen, das T-Shirt reißt, und knallt mich gegen die Wand. Die Kippe fliegt irgendwo hin. G. packt mich, schüttelt mich, ich entreiße mich, breche im Flur zusammen und brülle um Hilfe, schreie, brülle, schreie, Hilfe, Hilfe, Hilfe, mit aller Kraft und aller restlichen Energie. Dann ist es totenstill. Ich kauere wimmernd auf der Erde, G. pirscht hilflos in der Wohnung auf und ab.

Fünf Minuten später klingelt's. Die Bullen. Irgendwelche Nachbarn müssen die gerufen haben. „Was is 'n los?", schluchze ich. „Das würden wir ja gern von Ihnen wissen", kommt es von der grünen Seite. Ich kann nicht reden, nur heulen, zittere wie Espenlaub. G. versucht, irgendwie zu erklären, ich hätte ein psychisches Problem – aber die sprechen nicht Englisch. Irgendwie schnallen die das trotzdem und rufen den Notarzt. Dann folgen ein paar herzzerreißende Szenen. Ich, auf der Erde im Flur, zitternd, heulend, mit dem Kopf gegen das Regal hämmernd, dass die Deko nur so purzelt. Ein Polizist kauert neben mir, eine Hand auf meiner Schulter. Der andere steht irgendwo belämmert in der Gegend rum, G. sitzt auf der Couch mit dem Kopf in den Händen.

Als fünf Minuten später die Notärztin auftaucht, hab ich mich wieder so weit im Griff, dass ich wenigstens schluckweise reden kann. Hühnerscheiße! Total unzusammenhängend – aber sie liest die letzten beiden Gutachten meines Psys. Die ganze Kacke mit der Kasse et cetera. Die Ärztin fragt nach meinem Versicherungskärtchen. Ich geb ihr die Bahn Card. Scheiße, ganz schön abgedreht, sag ich euch!

Von einer Zwangseinweisung wird in dieser Nacht erst mal abgesehen. Die Ärztin schärft G. ein, wenn sowas noch mal passiert, soll er mich umgehend in das nächste Psychiatrische Krankenhaus fahren. Die MÜSSEN mich nehmen. Nein, Valium will ich keins. Und auch nicht jetzt sofort in die Klapse. Ich geh freiwillig! Morgen. Oder übermorgen. In dem Kurzbericht an meinen Doc heißt es: „Akute psych. Krise u. a. Probleme mit der KK wg. Kostenübernahme. Heute Abend hatte Patientin Schreianfälle. Polizei, später Notarzt. Offenbar konnte Patientin diesmal Aggressionen nach außen abgeben!! Möchte zz. keine akute psychiatr. Behandlung (i. S. eine

Einweisung in psychosomat. Klinik H. wird weiter verfolgt)."

Als sie raus ist, drehe ich die Tüte, die, wenn wir sie ein paar Stunden eher geraucht hätten, das ganze Dilemma hätte verhindern können ...

Das alles nur, um euch mitzuteilen, dass meine Präsenz im Internet in der nächsten Zeit mau sein wird.
Danke für's Zuhören!

Marianne

> *„Lucifer wäre kein gefallener Engel, wenn das Seil nicht gerissen wäre!" (Bun G. Jumper)*

Am Tag danach rufe ich Herrn Trantüte an und setze den Versicherungstypen eine Frist:

Wenn bis Donnerstag keine Kostenzusage erteilt werde, ließe ich mich in eine geschlossene Anstalt einweisen. Und das koste die Kasse dann richtig Geld!

Am Donnerstagvormittag teilt Herr Trantüte mir fernmündlich mit, die Kostenzusage sei per Einschreiben unterwegs! Na also. Noch am selben Tag maile und faxe ich die frohe Botschaft in die Welt hinaus. GEWONNEN! Ha! Mein Doc ist stolz. „Dann hat mein giftiger Brief ja geholfen", strahlt er. „Ja, der auch. Alles zusammen hat geholfen. Die tolle Team-Arbeit zwischen Ihnen, der Klinik und mir, der Giftnudel, die immer noch ein Löffelchen kochende Lava hinterherschüttet! Danke!" Wir lachen. Happy End! Oder doch noch nicht ganz?

Eine Hand voll Leben

1

Ankommen
März 1998

Fachklinik H. Seit Dienstag bin ich hier, und noch immer erscheint es mir irreal. Neun Monate sind vergangen, seit ich nach meinem letzten Selbstmordversuch im Regen von Frankfurt nach Bad Kissingen fuhr. Morgens früh auf der Autobahn, im Regen, in meinem kleinen Opel Corsa. Neun Monate, seit ich zum ersten Mal diese steile Auffahrt hochfuhr und gerade rechtzeitig kam zum Plenum um 9 Uhr.

Damals: ein spontanes Gefühl der Wärme, der Gemeinschaft, der Geborgenheit. Während des Plenums musste ich mit den Tränen kämpfen. Ich hatte nicht gewusst, dass es so etwas überhaupt gibt, dass so etwas überhaupt möglich ist. An jenem verregneten Junimorgen fiel spontan meine Entscheidung für diese Fachklinik.

Was liegt alles zwischen diesem Tag und heute?

Ein Sommer, ein Herbst, ein Winter, ein Teil durchlebter Hölle, ein Teil erlebter Euphorie, eine Hand voll Himmel – ein facettenreiches Chaos, aber auch die Gewissheit, dass ich dabei bin, etwas gegen dieses Chaos zu unternehmen. Zum ersten Mal in meinem Leben. Ich habe gekämpft: *gegen* eine Reihe von nervenzehrenden Kräften, aber *für* einen guten Zweck: meine Heilung!

***

Fünf Monate hatte man mir als Wartezeit zwischen dem Aufnahmegespräch im November und dem definitiven Aufnahmetermin in Aussicht gestellt. Nach einer abenteuerreichen Thailand-Reise brach die große Beziehungskrise mit G. aus. Ich war am Ende meiner Kräfte, floh, so oft ich konnte – entweder virtuell ins Internet oder real zu einem Freund nach Köln, bei dem ich mich verstanden, angenommen, aufgehoben und geborgen fühlte. Das verschlimmerte alles noch. Das Ende der Todesspirale schien immer weiter in die Ferne zu rücken.

Im Februar flattert mir die Kündigung meines Arbeitgebers in den Briefkasten. Nach einem Jahr Krankschreibung könne man die Stelle des Marketing Managers nicht länger unbesetzt lassen. Ich drehe durch und lande per Zwangseinweisung in der Psychiatrie, nachdem ich mich um 3 Uhr morgens per E-Mail bei den mir nahe stehenden Menschen für immer verabschiedet hatte. Das war am Freitag, dem 13. Februar. Kaum von dort wieder entlassen, nehme ich den Kampf mit dem Arbeitgeber auf. Rechtsanwalt, Arbeitsgericht, Betriebsrat – die Maschinerie rattert wieder und immer weiter. Ich scheine gute Karten zu haben. Die Kündigung ist nicht rechtsgültig, wie mein Anwalt beteuert. Der anberaumte Gerichtstermin ist genau zwei Wochen später, ebenfalls an einem Freitag, dem 13. März, und stürzt mich in eine weitere schlimme Krise.

Meine Reise in den Wahn

Freitagabend. Wir kommen gegen Mitternacht aus Sachsenhausen zurück. Es war furchtbar lustig. Wir haben viel gelacht. G. geht schlafen, wie üblich. Ich werfe den PC an und beschäftige mich mit den unzähligen Mails und Postings, ebenfalls wie immer. Noch ein Bier wie gewöhnlich. Scheiße, die Newsgroup de.sci.medizin.cannabis scheint einem polemischen Beschimpfungs-Krieg zum Opfer gefallen zu sein. Ich hänge mich rein und versuche, sachlich zu argumentieren. Zurück kommt

Polemik hoch zehn! Oberkacke! Ich reiß mir hier den Arsch auf – und was kommt raus? NIX! Ich schreibe ein paar Mails – Psycho-Kram. Alles Routine! Oops, da kommt noch eine von F. „Kannst du das gerade mal bis morgen übersetzen?“ Und noch eine von der X-Redaktion. „Wir bitten Sie, den Artikel bis spätestens Sonntagabend auf unseren Server zu stellen.“ Und eine Anfrage von Christa aus der Schweiz. „Ich leide unter Depressionen. Wo bekomme ich Hilfe?“ Was noch alles? Ich spüre, wie sich allmählich in mir ein Donnerwetter zusammenbraut. Irgendein Idiot versucht, mich per AOL-Chat anzubaggern! Ich reagiere nicht. Der gibt nicht auf! Ich zeige ihm virtuell den Stinkefinger und logge mich erst mal aus! Arschloch! Jetzt lese ich die Cannabis-Presse-Info! Ach du Scheiße! Ich kann nicht mehr! In meinem Kopf wird es immer dunkler. Die Gedanken und Gefühle werden in einen Strudel hinabgezogen in ein nur allzu bekanntes Dunkel. Ich fange an, weitere Mails zu beantworten. Der Inhalt meiner Antworten wird immer schwärzer, das schwarze Loch kommt immer näher, ein Hauch des Todes, lebendig begraben. Ich heule. Lautlos. Ein stummer Schrei.

1 Uhr 30 am Morgen. Die Hände zittern, auf dem Bildschirm verschwimmt alles im Tränenschleier. Ich denke an die sorgfältig in der Schublade versteckten Glasscherben. Wenn ich den Arm abbinde, finde ich die Schlagader schneller. Keine Energie mehr für ein heißes Bad. Aber auch keine Energie mehr, die Scherben aus der Schublade zu holen. Bruchstücke im Kopf. Es passt alles nicht zusammen. Ich kann nicht mehr! Alarmstufe rot! Ich weiß es. Ich muss mich schützen, mich vor mir selbst in Sicherheit bringen. Das Übliche. Alles Routine! Mit einer Büroklammer ritze ich an meinem Arm herum. Endlich kommt Blut. Ein paar Tropfen, mehr nicht. Nein, so nicht, so geht das nicht, so *kann* das nicht gehen. Blut

und Rotze! Ich weiß nicht mehr, was ich tue oder was ich als Nächstes tun werde. Kontrollverlust! Land unter! Der Thermostat hat versagt. Was noch alles? Cannabis fällt mir ein. Das hilft in solchen Krisen fast immer ... NEIN! Eben nicht! Es hilft dabei, vom Problem abzulenken und in das Land der Träume abzudriften. Nur damit drei Tage später alles wieder von vorn losgeht! Selbstverarschung! Betrug! Scheiße!

Am ganzen Körper zitternd fahre ich die Maschine runter, stürme das Schlafzimmer, wecke G. „Bring mich nach R. in die Psychiatrie“, schreie ich, „schnell!“ G. springt aus dem Bett, ich werfe wahllos ein paar Klamotten in die Reisetasche. Die Reise in den Wahnsinn nimmt um halb drei morgens ihren Lauf.

Dreißig Minuten später: Psychiatrische Klinik R., Haus 13. Krisenintervention. Man erwartet mich bereits – ich hatte vorher in aller Eile angerufen. Zuallererst verpasst man mir Tranquilizer (Tavor), um mich zu beruhigen. G. fährt nach Hause, und ich setze mich mit meiner Reisetasche in den mir bereits vertrauten Aufenthalts- und Raucherraum. Dort treffe ich alte Bekannte. Lilli, 51, Schizophrenie. Sie liegt auf dem kleinen Sofa und raucht eine Zigarette nach der anderen. Peter, 21, drogeninduzierte Psychose. Er läuft auf und ab und murmelt unablässig vor sich hin. Karin, 41, Benzo-Entzug. Sie schimpft darüber, mit Neuroleptika vergiftet zu werden und wie schlecht es ihr geht. „Tag zusammen“, begrüße ich meine alten Bekannten. – „Hallo Mary, wieder da?“ – „Seht ihr doch!“ – „Wo kommst du denn jetzt her?“, fragt Lilli, während sie mich zur Begrüßung umarmt. „Ich komme immer nachts, das wisst Ihr doch“, erwidere ich sarkastisch. „Und wieso?“, fragt Karin. „Mir war langweilig, und ich brauchte mal ein bisschen Action.“ „Verrückt! Der ist langweilig, und da geht sie ins Irrenhaus, völlig verrückt“, murmelt Peter kopfschüttelnd, während er weiterhin auf- und abläuft, „völlig verrückt ...“.

Um 5 Uhr morgens werde ich endlich von der Aufnahmeärztin empfangen. Das Übliche. Anamnese, Situationsbeschreibung, „nehmen Sie Drogen?“ (nein), „haben Sie Alkohol getrunken?“ (nein, nur sechs Bier), „welche Medikamente nehmen Sie?“ (Zoloft, Aspirin und Cannabis), bitte mal freimachen, aaaah sagen, auf einem Fuß mit der linken Hand das rechte Ohr berühren und so weiter.

Um 6 Uhr morgens ist die Zeremonie beendet. Ich bin todmüde von dem Tavor. Man bringt mich in „mein Zimmer“. „Machen Sie mal Ihre Tasche auf!“ Das Übliche. Nachdem der gesamte Inhalt auf der Bettdecke verstreut ist und Gürtel, Nagelschere und andere Accessoires beschlagnahmt worden sind, werde ich mit einem „Gute Nacht“ mir selbst und meiner Zimmernachbarin überlassen, die sich unter der Bettdecke versteckt hat. Ich stopfe alles wieder in die Tasche und falle ins Bett.

7 Uhr morgens. „Guten Mooooooooooorrrrrrrrrrrggggeeeeeennnn“, dröhnt es in mein Ohr, das Licht wird angemacht, ich fahre im Bett hoch wie der Teufel, während an meinem Arm ein Blutdruckmesser aufgepumpt wird. Meine Bettnachbarin wühlt sich aus dem Chaos von Bettlaken und Steppdecken hervor. „Hi!“ Überraschung! Noch eine alte Bekannte. Sylvie, 32, schizo-affektive Psychose! „Na, wieder da?“ (blöde Frage). Statt einer Antwort seufze ich nur. „Ich habe gerade alle meine Babys verloren“, flüstert Sylvie und fängt an zu heulen. „Ach du Scheiße!“ Ich nehme sie in den Arm, bis sie sich wieder beruhigt. Sylvie hat eine Scheinschwangerschaft nach der anderen und verliert jeden Monat einmal alle ihre Babys.

Völlig zermatscht begebe ich mich unter die Dusche. Wach werden ist angesagt. Gar nicht so einfach nach einer Stunde Nachtschlaf und den Tranquilizern. Bullshit! Aber ich bin viel zu müde, um wütend zu sein.

8 Uhr morgens. 15 alte Bekannte lungern ungeduldig vor der Glastür zum Speiseraum herum und pressen die Nasen an die Scheibe. Oh Mannomann ...! Ich setze mich auf einen Stuhl und rauche eine. Meine Hände zittern noch immer. Oder schon wieder? Die Tür wird aufgeschlossen, und die hungrige Meute stürmt in den Speisesaal. Ich bleibe zunächst sitzen und will meine Zigarette zu Ende rauchen. „Frau Kestler, gehen Sie bitte frühstücken", werde ich von einem Pfleger aufgefordert. Ich drücke die Kippe aus und folge ihm. Der alte Stammplatz an meinem Tisch. Ein neues Gesicht sitzt dort, das zu einer Frau um die 40 gehört, ziemlich mager und irgendwie zerzaust. „Guten Morgen", begrüße ich sie. „Guten Morgen – aaah – abööö – Scheiße, Scheiße, Scheiße", kommt es zurück, sie zuckt zusammen und haut mit der Faust auf den Tisch, „Scheißdreck! Ich hab Angst!" Auf mein verdattertes Gesicht erklärt sie Sekunden später ganz ruhig: „Entschuldigung, das ist meine Krankheit. Ich bin Betty, 42, Gilles de la Tourette-Syndrom." – „Angenehm, Marianne, 37, manisch-depressiv", stelle ich mich vor. Sie hat einen weiteren Tic und verschüttet ihren Kaffee. Wir unterhalten uns über das Tourette-Syndrom. ‚Cannabis hilft da am besten', brennt es mir auf den Lippen, aber ich halte besser die Schnauze. Im Hintergrund brüllt Sylvie Peter an, er habe ihr Baby umgebracht. „Will einer mein Brötchen? Mir geht's sooo schlecht. Ich bin vergiftet worden. Ich rufe jetzt die Polizei!", schreit Karin. „Her damit!", kommt es von Charly, 34, affektive Psychose und ganz offensichtlich kein Kostverächter. Auf seinem Platz stapeln sich bereits fünf Brötchen, sechs Butterpäckchen, vier Marmeladenpäckchen, zwei Snickers, drei Tafeln Schokolade und eine Tüte Kakao.

Nach dem Frühstück: normaler Samstagvormittag auf der Station 13/2. Es wird herumgesessen, geraucht, Tee gesoffen bis zum Blasenplatzen, auf- und abgewandelt. Die nächste Attraktion ist die Medikamentenabgabe. Jeder stürmt hin, aber fast keiner ist mit dem einverstanden, was er da bekommt. Trotzdem wird alles brav geschluckt. Dann wieder Alltag. Peter dreht das Radio laut. Karin springt von ihrem Stuhl auf, rennt auf den Flur und schimpft, wie schlecht es ihr geht. Sie kommt zurück, setzt sich wieder hin, zündet eine dritte Zigarette an – Mohammed, 25, Heroin-Entzug, hat die anderen beiden Halbgerauchten bereits geklaut – und verkündet, dass sie um Mitternacht die Polizei verständigt hat. Betty rennt stolpernd aufs Klo. Hinter der geschlossenen Tür kann man ein paar „äääböö, ahhh, Scheißdreck“ vernehmen. Peter dreht das Radio noch lauter, sammelt die versifften Kaffeetassen ein und murmelt etwas von Ordnung, Hasch und Küchendienst. Sylvie geht zurück ins Bett – schlafen. Sie sagt, in der Schwangerschaft brauche das Baby viel Schlaf. Ich rauche gerade meine zehnte Kippe. Es ist 9 Uhr. Mir ist schlecht. Ich unterhalte mich mit Lilli. Sie verlässt das Etablissement am Montag, wie sie mir erzählt, und wird in einer betreuten Wohngemeinschaft leben. „Ich find es schön, dass du wieder hier bist.“ Sie umarmt mich. Ich kämpfe mit einem Heulkrampf. Betty ist vom Klo zurück, sitzt jetzt mit einer Camel auf der Couch, zuckt unter ihren Tics und gibt mehrere „Scheiße. Ich hab Angst. Ich will hier raus“ von sich. Ich drücke die Zigarette aus und begebe mich leicht vernebelt ins Stationszimmer.

„Wie geht es jetzt mit mir weiter?“, will ich wissen. Unverständnis – die durch den Raum fliegenden Fragezeichen kann man förmlich auf der Haut kribbeln spüren. „Ich meine, was passiert jetzt hier mit mir? Bin heute Nacht hier angekommen. Freiwillig. Soll ich jetzt hier auf- und ablaufen? Oder rumsitzen? Oder Pillen schlucken?“ Hm! Man weiß nicht so genau. Es ist Wochenende. „Ich möchte einen Arzt sprechen!“ Hm, es ist Wochenende. Notbesetzung. „ICH WILL EINEN ARZT SPRECHEN!“ Blickeaustausch im Stationsteam. „Na gut, wir versuchen mal, die Dienst habende Ärztin zu erreichen“, verspricht man mir. Ich bleibe im Türrahmen stehen. Ein Pfleger piept tatsächlich per Telefon die Dienst habende Psychiaterin an und erklärt die Situation. Krisenintervention. „Sie kommt“, erklärt mir der Pfleger.

Ich setze mich zurück in den Raucherraum. Neben mir sitzt Peter und murmelt vor sich hin. Von Hasch, Psychose, Tischdienst und Coca-Cola ist die Rede. Ich frage ihn, was für Drogen er alles genommen hat. „Hasch“, sagt er zuerst. Damit bin ich nicht zufrieden. „Moment mal. Von Hasch kriegst du keine Psychose“, forsche ich weiter. „Na ja. Ich hab versucht, Hasch zu kaufen. Aber da war Crack drin. Und Speed. Und dann hab ich noch eine Pille geschmissen.“ – „Also LSD, Ecstasy und Crack“, bohre ich weiter. „Ich weiß nicht genau. Ich habe Hasch gekauft. Aber das war kein Hasch.“ – „Aha, und was ist dann passiert?“ – „Dann? Dann habe ich mehr Hasch gekauft.“ – „Und das war gar kein Hasch, stimmt's?“ Er steht wieder auf, murmelt weiter vor sich hin und leert alle Aschenbecher aus. „Ich mach jetzt Urlaub. In Langen“, murmelt er und verlässt den Raum. ‚Scheiße‘, denke ich. „Scheiße, Scheiße, Scheiße! Ich hab Angst“, ruft Betty im Hintergrund. Ich geh zu ihr. „Wovor hast du Angst?“, will ich wissen. „Vor dem Doktor.“ Sie heult und zuckt. „Wieso hast du Angst vor dem Doktor?“ – „Ich hab Angst, Angst, Angst!“ – „Wovor?“, bohre ich weiter. „Was der Doktor mit mir macht.“ Sie zuckt, schluchzt. „Scheißdreck!“ – „Der Doktor will dir doch helfen.“ Ich lege ihr den Arm um die Schulter und bekomme einen ihrer Tics ab. Meine Brille fällt auf das Sofa. Macht nix! Viel zu sehen gibt es hier sowieso nicht!

Die Tür geht auf. Herein kommt der Stationspfleger mit einer jungen Frau. Praktikantin der Sozialpsychiatrie. „Und das hier sind die Menschen, mit denen Sie es zu tun haben werden." Er lächelt uns aufmunternd mit einem Seitenblick zu. Von der jungen Dame kommt ein schüchternes „Hallo" (man kann ihre Angst fast gegenständlich spüren). Die beiden Möchtegern-Psycho-Akademiker verlassen den Raum. „Der Zoo ist eröffnet", konstatiert Karin trocken. Allgemeines Grinsen. Stillschweigende Solidarität! Wer sind die eigentlich Verrückten, geht es mir durch den Kopf.

„Frau Kestler, kommen Sie bitte!", ruft der Kopf hinter der Glastür. Frau Kestler setzt sich in Bewegung. Blicke. Verstohlene Angst. Solidarität der Verrückten.

Das Gespräch mit Frau Dr. Y. erfolgt im Beisein des Stationspflegers und erweist sich als konstruktiver und hilfreicher, als ich erwartet hätte. Ich schildere mein Problem, dass ich seit neun Monaten auf einen Aufnahmetermin in die Klinik warte, wo mir geholfen werden kann, dass mir inzwischen von meinem Arbeitgeber gekündigt wurde, die Angst, den Hass auf alles und die Todesspirale. Wir sind uns alle darüber einig, dass hier meinem Problem nicht geholfen werden kann, aber dass ich hier Schutz und Geborgenheit finde, wenn ich fühle, dass dies nötig ist. Ich kann gehen, wenn ich will. Aber eigentlich bin ich noch nicht stark genug, einfach wieder herauszuspazieren und allen und allem Paroli zu bieten. „O. K., dann bleiben Sie einfach noch ein paar Tage hier, solange Sie möchten. Sie können jederzeit gehen", bietet man mir an. Ich bin den Tränen nahe. DAS ist die Hilfe, die ich brauche – und nicht all die Versprechungen und Termine und Worte. „Bin ich jetzt hier eingesperrt, oder kann ich mal raus an die frische Luft?", frage ich unter

Tränen. „Sie können kommen und gehen, wann und wohin Sie wollen, solange Sie sich an die Zeiten halten. Ab 14 Uhr haben Sie Ausgang. Teilen Sie dem Personal mit, wenn Sie nicht zum Abendessen erscheinen. Um 20 Uhr müssen Sie wieder hier sein. Wir können das verantworten, da bei Ihnen keine akute suizidale Tendenz mehr erkennbar ist. Wenn Sie uns versprechen, dass Sie in Ihrer Ausgangszeit keine Dummheiten machen!“ Die Ärztin ist echt nett und meint es ernst. Ich kämpfe gegen die Tränen und nehme das Angebot an. O. K., ich bleibe vorläufig hier – vor allem über Nacht, wenn es dunkel wird in der Seele. Danke! Schluck!

Als ich rauskomme, muss ich erst mal heulen und verkrieche mich in der Sicherheit meines/unseres Zimmers. Dort weint Sylvie über die verlorenen Babys. Wir schluchzen beide. Das tut gut! Nachdem wir uns beide leer geheult haben, kommen wir ins Gespräch. Zwei Frauen. Dicke Augenlider. Beide irgendwie „verrückt“ ...

Sylvie erzählt. Je länger ich ihr zuhöre, desto mehr wird mir bewusst: Wahnsinnig IST man nicht, wahnsinnig WIRD man.

Vor elf Jahren hat sie diesen Mann kennen gelernt. Bernhard. Sie war von ihrem Stiefvater mehrmals sexuell missbraucht worden. Zitat: „Nun hab dich doch mal nicht so. Ich bringe dir nur das bei, was du als Frau wissen musst!“ Sylvie hatte daraus gelernt und ging mit 17 auf den Strich, um finanziell unabhängig zu sein – was ein Scheiß, aber eine andere Alternative schien ihr seinerzeit nicht möglich. Es folgten Jahre der Prostitution mit allem, was dazugehört:

Demütigung, Gewalt, Schmerzen, Abtreibungen. Im Zuge der AIDS-Problematik kam die Einführung des Kondoms. „Geschäftsschädigend“, sagt Sylvie. Der Zuhälter lässt sie im Stich, weil die Zahl der Freier erheblich zurückgeht, und sie hängt in der Luft. Dann trifft sie Bernhard. Der meint es echt ernst. So ernst, dass sie heiraten. Hals über Kopf. Bernhard trinkt und nimmt alle möglichen Drogen. Fickt wie ein Weltmeister, kümmert sich nicht um Sylvies Bedürfnisse. Doch wehe sie sagt was. Dann wird sie grün und blau geprügelt. Passiv, hilflos – und auf einmal schwanger! Sie freut sich auf das Baby. Bernhard offenbar auch. Er erledigt alle Einkäufe, macht ihr Geschenke, kümmert sich um Gott und die Welt, um dem Baby eine schöne Welt zu bescheren. Sylvie ist glücklich. Bis sie herausfindet, dass Bernhard in der Welt herumfickt – „mit allem, was eine Möse hat" (sagt sie), außer mit ihr. Frust!

Ab sofort kümmert sie sich um alles selbst. Einkäufe, Wohnung sauber halten und so weiter. Für Bernhard kauft sie alle zwei Tage einen Kasten Bier. Den braucht er, um weiterficken zu können – außer mit ihr, seiner schwangeren Frau! Beim Heben eines Bierkastens setzen die Blutungen ein. Sie werden stärker. Sie schweigt. Auch als Bernhard von seiner Fick-Tour zurückkommt. Dann bricht sie zusammen. Blutend. Bernhard fängt an, sie zu schlagen, weil sie sich „derart danebenbenimmt". Sylvie greift zum Küchenmesser. Aber anstatt Bernhard anzugreifen, geht sie auf sich selbst los. Zerschneidet gnadenlos ihre Arme mit dem Küchenmesser und verliert das Bewusstsein. Und das Baby.

Soweit zu dem, was ich chronologisch aus den erzählten Fetzen zusammenbekommen konnte. Sie hat das Baby verloren, wäre fast verblutet, und die Arme sind voller Narben. Danach wurde sie psychotisch. Oder war sie es schon vorher? Wie kann man so eine Lebenssituation überhaupt aushalten, ohne „verrückt" zu werden? Sie streichelt weinend das kleine Spielzeug-Zebra in ihren Armen. Psychose? Arme, liebe Sylvie – ich kann dich nur in die Arme nehmen. Mehr kann ich nicht tun, um dir zu zeigen, wie sehr ich dich verstehe. Meine Probleme verschwinden dahinter ... „Gehen wir eine rauchen?“ – Zumindest da sind wir uns einig und gehen in den Gemeinschaftsraum. Zu den anderen „Verrückten“ ...

Lilli spendiert einen Früchtetee. Nein, nicht das Tütengesocks, was man hier sonst so bekommt. Ein lieber Freund hat ihr Früchtetee aus echten Früchten mitgebracht (na Wahnsinn!). Sie hat heißes Wasser organisiert, und Rolf hat Apfelsaft spendiert, den man da noch reinkippen kann. Peter hat Löffel aus der Küche mitgebracht, mit denen man die Früchteteilchen auslöffeln kann (Teefilter gibt es auf der Station leider nicht). Und jetzt wird erst mal gefeiert. Mit Tee-Bowle! Prost! Wir müssen alle furchtbar lachen, als wir das trinken und löffeln. Die Pfleger werden schon allmählich skeptisch. Aber es ist wirklich nur Früchtetee mit Apfelsaft, den Lilli zur Abschiedsparty spendiert hat. Wir lachen uns alle halb tot über die blöden Gesichter der Pfleger! Manchmal kommt es halt auch ziemlich gut, auf der Seite derer zu sein, die nicht den Schlüssel zur Freiheit in der Hand haben. Ich fange an, die Menschen hier zu mögen. Ich fühle mich beschützt und geborgen mit meinem Früchtetee-Becher in der Hand und möchte eigentlich im Moment nirgendwo anders sein.

Peter läuft, wie immer, unruhig durch die Gegend und erzählt. Er wird unruhiger, weil er Tischdienst hat und das Mittagessen bedrohlich näher kommt. „Er hat TIC-Dienst“, lacht Betty und wird mit einer Reihe eigener Tics belohnt. Ich klopfe ihr auf die Schulter. „Hey Betty, kommst du klar?“ Sie lacht: „Ich hab Hunger!“ Von dem Moment an sind wir Freundinnen. Ich fühle mich richtig geborgen hier!

Als Nächstes drängt sich die Meute vor der Glastür in den Speisesaal. Das Übliche. Warten auf die nächste Attraktion. Das Mittagessen! Spannend wie ein Hitchcock-Krimi! Heraus kommt ein Streit darüber, welches nun das vegetarische Menü ist und welches das kannibalische. Es sieht alles gleich aus. Ein Matsch, der im Plan als Gratin bezeichnet wird. Ein Teil davon ist „ohne", und ein Teil davon ist „mit". Ganz ehrlich, das geht mir allmählich am Arsch vorbei! Ich löffele die Suppe, decke den Rest wieder zu, bringe brav das Tablett zurück und setze mich in unseren Raum, um eine zu rauchen. Hunger hatte ich sowieso nicht. Hier checkt keiner nach, wie viel du isst oder wie viel nicht. Habe sowieso schon drei Kilo abgenommen. Da kommt es jetzt auf das Gramm vom Mittagessen auch nicht mehr an! Mir ist kotzübel! Wieso zittere ich schon wieder? Irgendwas tut weh – ohne dass ich genau sagen könnte, was. Die Seele – Scheiße, nein, das wäre zu abstrakt! Kestler, jetzt reiß dich mal zusammen!

Medikamentenabgabe. Die nächste Hitchcock-Attraktion! Alle motzen, jeder schluckt – und die darauf folgende Stunde wird dann richtig spannend. 90 Prozent schlafen einfach ein. Die restlichen 10 rennen in der Gegend rum und behaupten, soeben vergiftet worden zu sein. Wem soll ich glauben? Ich hänge ja selbst auf der Couch in den Seilen! Das erinnert mich an unsere Drug-Partys in den 70ern. Da hatte dann auch jeder seine eigene Psychose hinterher! Aber damals war das normal. Und jetzt? Ich denke daran, dass Cannabis hier helfen könnte. KÖNNTE – wenn denn nun endlich mal der Forschung grünes Licht gegeben würde. Ich gehe auf unser Zimmer, wo Sylvie bereits schläft. Hundert Ideen schießen mir in die Sinne. Ich kralle mir ein Buch und fange an zu lesen. Dann schlafe ich ein. Das hätte nicht sein müssen – wenn wir endlich Cannabis als *natürliches* Psychopharmakon einsetzen könnten. Als ich aufwache, bin ich einfach nur wütend! Darüber, dass Cannabis mit anderen Drogen auf eine Schiene gesetzt wird – vor allem aber darüber, dass ich über dem Buch eingeschlafen bin! Scheiß-Tranquilizer! Sylvie schläft. Ich heule. Gerechtigkeit!?

Besuchszeit. Jedesmal, wenn es an der Stationstür klingelt, springen fünf Leute gleichzeitig auf und rennen auf den Flur. Traurige Gesichter, wenn es sich nicht um den erwarteten Besuch handelt. Ich sitze im Aufenthaltsraum mit Blick auf die Eingangstür. Es klingelt. Der Pfleger öffnet mit dem Schlüssel. Endlich!!! G. hat mir Zigaretten mitgebracht, meine Zoloft-Tabletten und ein weiteres Buch über Borderline-Störung. Das passt thematisch prima ins Konzept! Ich melde mich ab, und wir machen einen Ausflug in die Umgebung. Ziemlich trostlos hier draußen. Außerdem regnet es. Wir finden eine Kneipe, in der gerade ein Fußballspiel auf dem Fernsehbildschirm läuft, und gesellen uns zu der mehr oder minder fröhlichen, Bier trinkenden Crew. Ich erzähle G. meine Klapse-Erlebnisse, und er findet, ich solle ein Buch darüber schreiben. Wir lachen viel. Das tut gut.

Umso trostloser ist der Abend auf 13/2. Ich setze mich zu Charly vor den Fernseher. Charly hat eine Kanne Milch, zwei Tüten Kartoffelchips, zwei Schälchen Schokoladenpudding und ein Päckchen Butterkekse gehortet, die er jetzt bei den Lottozahlen genüsslich nacheinander verspeist. Ich weiß nicht, was spannender ist: die Lottofee oder das Fressgelage. Ich entscheide mich für das Letztere und sehe Pfefferminztee schlürfend Charly beim Futtern zu. „Wieso bist du eigentlich hier?", frage ich ihn. „Ich hatte eine Psychose – aber ich bin nicht so verrückt wie die anderen! Ich hampele wenigstens nicht so rum." – „Ach so!" – „Und du?" – „Depression, Selbstmordgefährdung und angeblich Borderline-Störung." – „Ach so! Also das Übliche." – „Hm!"

Später sitze ich mit den anderen rauchend im Aufenthaltsraum. Adolf (29, schizophrene Psychose und Manie) kommt hereingehampelt. Er ist groß, schlacksig und unheimlich witzig. Vor sich hin pfeifend verschwindet er im dunklen Speisesaal, macht den Fernseher an, rennt um die Tische herum, tanzt mit einem Stuhl Walzer, zieht sein Hemd aus und spielt Torero. Keiner scheint Notiz davon zu nehmen, und ich weiß nicht, ob ich lachen darf oder nicht. Als er dann die Nase gegen die Scheibe presst und Grimassen schneidet, kann ich den Lachanfall nicht mehr bremsen. Das spornt Peter an, ebenfalls im dunklen Speisesaal zu verschwinden, und dann liefern die beiden uns eine Gratis-Clown-Nummer. Am liebsten würde ich Beifall klatschen. Aber von den anderen rührt sich keiner. Ich komme mir irgendwie bekloppt vor.

22 Uhr. Offizielle Nachtruhe. Ich werde kein Auge zumachen können, das weiß ich jetzt schon. Meine Nächte sind untrennbar verbunden mit Unruhe, Angst und Manie. Lesen klappt nicht. Ich denke an die vielen E-Mails, die wohl inzwischen bei mir eingegangen sind. Sylvie schnarcht. Es ist kaum zum Aushalten. Schließlich gehe ich ins Stationszimmer und lasse mir eine Schlaftablette geben. 20 Minuten später schlafe ich wie eine Tote.

***

Völlig unerwartet kommt eines Tages der Anruf von der Fachklinik H. Es sei kurzfristig ein Platz frei geworden. Ob ich in zwei Tagen kommen könne. Ein Gemisch aus Freudentaumel und Panik. Das ist alles etwas plötzlich; trotzdem sage ich zu. Keine Zeit für Angst – ich rase zwischen Waschmaschine, Einkaufszentrum und PC hin und her, um alles eiligst so gut es geht irgendwie zu regeln und zusammenzukriegen. G. ist traurig und verwirrt. Ihm geht das auf einmal alles zu schnell. Er hofft noch immer auf eine Rettung der Beziehung – und mich nervt das tierisch, ich habe andere Sorgen und keinen Bock mehr auf ein weiteres Gastspiel in der Psychiatrie!

Dienstag, der 17. März. G.'s Geburtstag. Wir parken auf dem Besucherparkplatz der Klinik. Ich sehe mich um. Ein bisschen vertraut und doch unheimlich fremd. Was erwartet mich hier in den nächsten sechs Monaten? Mein Blick fällt als Erstes auf den weißen Kaffeebecher auf einer der zierlichen Laternen, die den Weg zum Eingang säumen. ‚Ist ja eine tolle Einrichtung', geht es mir durch den Kopf, und ich muss trotz allem grinsen. In der Empfangshalle erinnert nichts an eine Klinik. In der Mitte plätschert ein Bismarck-Brunnen. „Der ist neu. Der war letztes Mal noch nicht da", sinniere ich halblaut vor mich hin. G. sagt nicht viel. Er studiert die Tafel mit den Fotos der Ärzte und Therapeuten, während ich an der Empfangstheke die wichtigsten Aufnahmeformalitäten regele. Es stellt sich heraus, dass ich, was den wöchentlichen Klinik-Rhythmus betrifft, einen Tag zu früh gekommen bin. Neue Patienten werden normalerweise nur mittwochs aufgenommen. ‚Na klasse, das hättet ihr mir aber auch früher sagen können, dann säße ich jetzt mit G. in der Kneipe und würde Geburtstag feiern!' Gut, dass ich diesen Gedanken lautlos vollziehe. Im Übrigen erwartet mich bereits ein Fax von W. mit einem witzigen Bild und den Worten:

Hi Marianne!
Wenn du dieses Fax erhältst, hast du das Schwierigste schon hinter dir: das Ankommen.
Ich wünsche dir von Herzen, dass der Aufenthalt dir gut tut.
Bis bald
W.

Ich bin gerührt. Was wäre ich ohne meine Fans aus dem Internet? Das Willkommensfax gibt mir das Gefühl, nicht gänzlich vergessen zu werden. Der Rest ist dann mal wieder Scheiße (was anderes bin ich ja sowieso nicht gewohnt). Da ich einen Tag zu früh gekommen bin, ist der Platz in dem mir eigentlich zugeteilten Doppelzimmer noch nicht frei, so dass ich provisorisch für eine Nacht in ein Einzelzimmer komme – das heißt: Die Koffer bleiben gepackt, und ich kann mich vorerst nicht einrichten und heimisch fühlen. Zunächst hänge ich mit G. in dem kleinen Zimmer herum, während sich die Aufnahme-Rituale über Stunden stummen Wartens hinziehen beziehungsweise als solche gar nicht erkennbar sind. Der Rest dieses Ankunftstages ist durchtränkt von einem Fehl-am-Platz-Gefühl, begleitet von Skepsis („Wo bin ich hier gelandet?"). Irgendwann wird es G. zu langweilig. Er dreht ein paar Runden in Bad Kissingen und ruft zwischendurch immer wieder einmal an. Nix Neues. Ich sitze weiterhin im Zimmer herum und warte. Schließlich beschließt er, zurück nach Frankfurt zu fahren und in einem Irish Pub gebührend und feucht-melancholisch, beziehungsweise alkoholisch, seinen Geburtstag zu begehen. Ein Ich-hasse-dich-verlass-mich-nicht-Gefühl breitet sich in mir aus, tut aber kaum weh, glücklicherweise.

Um 17 Uhr 20 habe ich dann endlich das Aufnahmegespräch bei Frau S., meiner Ärztin. Ich erzähle – nach Aufforderung – alles, was mir so von meinem chaotischen Leben in den Sinn kommt, und schließe mit einer klugen Frage: „Und? Welche Diagnose würden Sie jetzt stellen?" Das war derartig klug, dass es zunächst nicht beantwortet wird. Stattdessen verlasse ich das Sprechzimmer mit einem Stapel Fragebögen, die ich innerhalb der nächsten Woche ausfüllen soll. Ansonsten soll ich in den nächsten drei Wochen einen Lebenslauf schreiben.

„Was denn, schon wieder?!“, entfährt es mir mit ehrlichem Staunen, „ich habe Ihnen doch schon 60 Seiten Chaos-Geschichte per Post geschickt, und außerdem steht das alles sowieso im Internet!“ Ich will Frau S. die URL geben, werde aber mit freundlicher Bestimmtheit aus der heutigen Session entlassen. ‚Ach du Scheiße, das kann ja heiter werden‘, denke ich mir.

Den Rest des Klinik-Lebens muss ich zunächst allein erforschen, da ja niemand zu wissen scheint, dass ich einen Tag zu früh angekommen bin. Als ich etwas verloren im Speisesaal herumstehe, werde ich stürmisch von C. begrüßt. C. habe ich über das Internet kennen gelernt und ihr diese Klinik empfohlen. Letztendlich wurde sie eher aufgenommen als ich. Von ihr lerne ich mehr über den Alltag der Klinik als von meinem Paten, der zuerst gar nicht wusste, dass ich da bin und – als er es schließlich erfährt – ziemlich hilflos erscheint. Den Rest des Abends verbringe ich im Raucherzelt, wo ich die ersten Bekanntschaften mit meinem neuen Kollegenkreis schließe.

Das Einschlafen am Abend will mir nicht so recht gelingen. Das Durchschlafen in der Nacht ebenso wenig. In einer kurzen Schlafphase habe ich einen beängstigenden Traum:

In meiner linken und meiner rechten Halsbeuge habe ich einen Fremdkörper, den mir die Ärzte mit einem Schnitt entfernen. Die Schnitte sind so tief, dass ich den Kopf nicht bewegen darf, weil sonst alles wieder aufreißen würde. Alles ist dick verkrustet und rot. Als ich frage, wie lange das dauert, bis es heilt, sagen mir die Schwestern: „Mit zwei Jahren müssen Sie schon rechnen!“ Als ich später durch die Straßen gehe, herrschen überall Krieg und Gewalt.

Eine Hand voll Leben
2

Einblicke – oder: Die Therapie

Klinik H., Anfang August 1998: Ich sitze im Schneidersitz auf dem Teppichboden in meinem Zimmer und sortiere die Papiere. Schließlich muss ich packen. Die Krankenkasse verlängert die Kostenzusage nicht mehr und mir ist hundeelend. Wo ich hin soll nach der Klinik, steht auch noch in den Sternen. Die Beziehung mit G. ist endgültig geplatzt. Wo und wie finde ich so schnell eine Wohnung, nachdem ich auch meinen Arbeitsplatz inzwischen verloren habe? Meine Gedanken geraten ins Kreisen. Vor mir liegt der Stapel mit den Wochenberichten. Viereinhalb Monate Therapie, Momentaufnahmen von inneren Wunden, Anstöße zur Heilung, dann der Zusammenbruch ... Ich verliere mich in der Lektüre ...

***

Wochenbericht vom 23.3. bis 29.3.1998

Ich laufe über den Preußensteg (in Bayern) und frage mich, was ich denn nun in meinen Wochenbericht schreiben soll/kann/darf/muss ... Auf der Ereignisebene ist nicht viel passiert. Auf der Gefühls- und Eindrucksebene hat sich auch kaum Nennenswertes getan. Damit könnte ich den Bericht jetzt abschließen. Aber wäre das nicht etwas zu einfach?

Ich beschließe, wenigstens einen chronologischen Abriss von mir zu geben:

Montag, 23.3.1998

In der Morgenrunde erwähne ich meine Schreibsucht (nachdem ich am Wochenende ca. 80 Seiten handschriftliche Briefe geschrieben habe). Aber ich sehe eigentlich kein Problem darin, das es zu beheben gilt. In der Gruppentherapie spreche ich kurz über die innere Unruhe und darüber, dass ich meinen eigenen Rhythmus finden muss. Ein konkretes Problem, über das ich reden möchte, habe ich aber (noch) nicht.

Es schneit und ist kalt. Frühlingsanfang. Wenigstens habe ich jede Menge Post. Die vielen Briefe und Faxe tun mir gut. Ich stelle fest, dass mir die meisten Menschen, die ich lediglich über das Internet kenne, näher stehen als viele, die ich persönlich kenne.

Dienstag, 24.3.1998

Der Tag ist randvoll mit Versammlungen, Therapien und anderen Pflichtveranstaltungen. Auf der PatientInnenversammlung stelle ich meine Idee einer Patientenzeitschrift vor und ernte einen Riesenapplaus. Hinterher werde ich vielfach angesprochen von Leuten, die mitmachen wollen. Sogar von D., der sich sonst immer isoliert. Ich freue mich schon darauf, dieses Projekt in die Tat umsetzen zu können.

In der Gruppentherapie bin ich extrem gut drauf und kann mir meine hämischen Scherze kaum verkneifen. Das Fußballspiel am Nachmittag verstärkt meine gute Laune, und allmählich frage ich mich, wieso ich überhaupt hier bin. Mir geht es doch blendend ...!

Abends bin ich dann total erschlagen, telefoniere eine Weile in der Gegend herum und falle todmüde ins Bett.

Mittwoch, 25.3.1998

Post von F., dem Chef des Kölner Cannabis-Vereins und mein heimlicher Schwarm! Der Tag scheint gerettet. In der Gruppentherapie beginnt dennoch eine Wut in mir aufzusteigen, die nicht weichen will und sich über den Nachmittag steigert. Während des Malens in ‚Kreative Medien' wird mir klar, dass ich wütend auf mich selbst bin: dafür, dass ich meine Verletzlichkeit und meinen Schmerz hinter einer Fassade von Selbstsicherheit, Humor und Verbalakrobatik verberge. Dementsprechend fällt auch mein Bild aus: die scheinbare Unvereinbarkeit von Innenwelt und Außenwelt. Die Angst, schwach zu sein – stattdessen die Maske der Überlegenen und schließlich Selbstbestrafung!

Donnerstag, 26.3.1998

Erster freier Nachmittag diese Woche. Spaziergang in Bad Kissingen bei strahlendem Sonnenschein. Ich setze mich vor das Café Flair in die Sonne und gönne mir ein Eis. Ich genieße es, mir etwas Gutes zu tun.

Im Einzelgespräch mit Frau S. erzähle ich dann noch mal mein Leben. Dabei kommen weitere neue Facetten zum Vorschein. Mein Leben war wirklich ziemlich chaotisch – und teilweise auch komisch. Insgesamt war das Gespräch sehr anstrengend, und ich muss danach erst mal einen Rundgang durch die frische Luft machen. Es riecht nach Frühling.

Freitag, 27.3.1998

Gespräch mit Frau P., der Oberärztin. Sie schlägt mir vor, das Zoloft abzusetzen und stattdessen auf Lithium umzusteigen. Find ich nicht so wild. Eigentlich bin ich ja hier, um selbständig Frühwarnzeichen einer bevorste-

henden Manie zu erkennen und zu lernen, rechtzeitig entgegenzuwirken. Wenn ich jetzt prophylaktisch Lithium schlucke, dann habe ich gar keine Gelegenheit dazu ... Ich habe eine Woche Bedenkzeit und lese als Erstes das Buch, das Frau P. mir mitgegeben hat. Dort heißt es: „Lithium und Lithiumverbindungen werden vielfältig in der Technik verwandt. In der Keramikindustrie, zur Reinigung von Schwimmbädern, für die Herstellung von Legierungen, als Zusatz zu Schmierstoffen, bei der Aluminiumherstellung, für die Hitzeschilde von Weltraumkapseln und die Herstellung von Wasserstoffbomben."[5] *Und so was soll ich schlucken? Ich habe Angst, dass dadurch meine Impulsivität, Kreativität und Spontaneität auf der Strecke bleiben. Im Prinzip habe ich meine Entscheidung schon getroffen. Sie lautet: „Nein!"*

Samstag, 28.3.1998

Ein herrlicher Tag. Ich fahre mit G. nach Rothenburg o. d. T. Unsere Beziehung hat eine neue Dimension bekommen. Wir reden wieder miteinander und nicht mehr aneinander vorbei, nur um etwas zu sagen. Wir begegnen uns in Momentaufnahmen unseres Lebens. Das ist gar nicht so schlecht – so könnte es bleiben ...

***

Wenn ich das alles im Nachhinein lese, muss ich lachen. Ich habe ganz schön gewirbelt am Anfang. Dass ich jetzt darüber lächeln kann, bedeutet aber auch, dass hier doch einiges mit mir passiert ist. Im Abschlussbericht der Klinik heißt es später:

---

[5] Mogens Schou: Lithiumbehandlung der manisch-depressiven Krankheit, Thieme-Verlag, Stuttgart, 1986.

„Zur Aufnahme kommt eine gut gekleidete, leicht ‚überdreht' wirkende Patientin. Im Kontakt ist sie sehr redegewandt, teilweise weitschweifig und sehr schnell in ihren Aussagen. (...) Zu Beginn der Therapie imponierte die Pat. dadurch, neben der Therapie telefonisch und brieflich eine Vielzahl von Kontakten zu pflegen."

Ich erinnere mich, dass innerhalb von nur vier Tagen meine ganze Wand mit Faxen zugepflastert war ...

***

Wochenbericht
vom 30.3. bis 5.4.1998

Der Regen knistert in den Bäumen. Ich laufe durch den Park und denke darüber nach, wann ich nun eigentlich diese Woche meinen Wochenbericht schreiben soll – und vor allem: wie?! Ein Gedicht? Nein, das ist zu lyrisch. Ein Bild? Bloß nicht! Eine Tonfigur? Besser nicht! Die Tongestalten, die ich bisher gezimmert habe, sind alle irgendwie in die Knie gegangen. O. K., dann bleiben wir eben beim gewohnten chronologischen Abriss, denke ich, während ich die Hundescheiße von meinem Schuh im nassen Gras abstreife ...

Montag, 30.3.1998

Ich wache mit einer dicken Blase am Zeh auf, die mir beim Auftreten ein mittelschweres Geheul entlockt. Na prima, dann ist K., meine Zimmergenossin, wenigstens auch gleich wach, und mir wird die Frühgymnastik am Dienstagmorgen erspart bleiben. Think positive!

Die nächste Attraktion ist die Verbrennung des gigantischen Papierdrachens aus der letzten Intensivwo-

che. (Die Gruppe hatte dieses riesengroße und bunte Viech zum Thema ‚Vater' gebastelt und dann im Gruppenraum aufgehängt. Da aus der alten Gruppenzusammensetzung nur noch einer übrig war, hatten wir gemeinschaftlich beschlossen, den Drachen zu verbrennen.) Meine Kamera wedelt schon mit dem Schwanz, als das Teil zur Feuerstelle getragen wird. Das Ritual lässt alle meine Nervenenden prickeln. Feuer ist mein Element!

Als wir hinterher den anderen im Raucherzelt von der Drachenverbrennung erzählen, ernten wir ein allgemeines „Mensch, ihr habt wohl einen Sockenschuss!? Das ist doch harte Arbeit aus der Intensivwoche!" Ich muss grinsen: „Na ja, wir haben den ja auch ziemlich intensiv verbrannt!"

In ‚Kreative Medien' visualisiere ich ein weiteres Mal mein Spezialthema: „Innenwelt und Außenwelt" – ziemlich wildes Bild! Herr R. schlägt mir später im Einzelgespräch vor, doch mal eine Maske zu basteln. Klingt lustig! Hinterher stelle ich mich zehn Minuten lang vor den Spiegel und schneide Grimassen. Gut, dass K. schläft ...

Dienstag, 31.3.1998

Die Patientenversammlung ist ein voller Erfolg. Ich bekomme ein Redaktionsteam von fünf Leuten zusammen und jede Menge positives Feedback allerseits.

Danach: Gruppentherapie ohne Therapeuten. Wir sind richtig kreativ – bis auf B.; die verschwindet unter der blauen Wolldecke. Der Umzug in den Malraum und die Selbstdarstellung mit Wachsmalstiften auf Packpapier machen mir tierisch Spaß. Das Aufhängen der Bilder und das Geschichtenerzählen geben mir ein wunderbares Gefühl der Gemeinschaft und Zusammengehörigkeit. Eine „familiäre Zelle", denke ich und muss schon wieder innerlich grinsen.

Am Nachmittag erlebe ich mein erstes Forum, eine Patientenvollversammlung unter Aufsicht von TherapeutInnen zur Ritualfindung. Ich find es einfach nur interessant, halte mich aber ansonsten ausnahmsweise mal zurück.

Meine Selbstdarstellungs-Collage in der Arbeitsleben-Gruppe fällt ziemlich leer aus. Ich fühle mich total kaputt und ausgepowert. Ich hasse die Dienstage! Sie sind derart voll mit Pflichtveranstaltungen, dass ich mich am Ende leer fühle. Ob ich mich auf das Wochenende (Heimaturlaub) freuen soll, weiß ich auch noch nicht. Im Prinzip will ich ja auch nur mal testen, ob ich klarkomme, ohne gleich an den PC zu hüpfen und die inzwischen aufgelaufenen 500 E-Mails zu lesen.

In H., meinem temporären Zuhause, fühle ich mich zwar ganz wohl, aber eben (noch) nicht zu Hause. Mir fehlt ein Zimmer zum Zurückziehen, zum Abschalten, zum Ausruhen und um mich hinter meiner Maske kennen zu lernen. In einem Doppelzimmer funktioniert das nicht – auch wenn K. und ich prima miteinander zurechtkommen.

Mittwoch, 1.4.1998

Irgendwie leer. Die Aufregung in der strukturbildenden Bewegung kann ich nicht nachvollziehen. Ich spüre nichts dabei, von einem Raum in den anderen zu wechseln. Es hat nichts mit mir zu tun.

Auch als ich in der Gruppe über meine Maske und die Innen- und Außenwelt rede, bin ich nicht wirklich da. Ein imaginäres Achselzucken. Die Worte kommen aus meinem Mund, nicht aus meinem Bauch. Mein Schmerz bleibt dahinter versteckt, wie ein ungeborenes Kind.

Als ich hinterher im Park zwei kleine Kinder spielen sehe, muss ich heulen. Ich hätte gern auch so etwas Kleines, Wachsendes gehabt, ein Baby! Nach fünf Jahren aktiver und erfolgloser Versuche in dieser Richtung muss ich mich wohl – mit 37 – endlich damit abfinden, dass ich nicht nur in meiner mir zugedachten Rolle als Frau und Mutter, als Sexobjekt versagt habe, sondern mit dieser ganzen Psycho-Scheiße zudem meine berufliche Karriere vergeigt habe. Punkt! Nicht mein Tag!

Donnerstag, 2.4.1998

Ein Tag der undefinierbaren Gefühle – vielleicht deswegen, weil das gesamte Spektrum enthalten ist. Frühgymnastik und ‚Strukturbildende Bewegung' sind eher lustig, weil ich mit ein paar Sympathisanten nur Blödsinn im Kopf habe. Das Plenum geht mir jedes Mal an die Nieren. Die Gruppentherapie empfinde ich als unkoordiniert und hilflos. Ich fühle mich überfüttert mit Psycho-Problemen und mache zehn Kreuze, als endlich Mittagspause ist.

Danach warte ich bis halb drei auf den Anruf von I. vom SDR, die mit mir zusammen eine Reportage über Depression machen wollte, deren Umsetzung meiner plötzlichen Abreise zum Opfer fiel. Der Anruf kommt nicht! Ich bin sauer und geh erst mal in die Stadt, mein Zugticket nach Frankfurt besorgen und die Fotos vom Fußballspiel abholen. Einige der Fotos sind richtig gut geworden, ich hänge sie im Speisesaal samt Bestellformular auf und plane eine Fotoausstellung. Wieder mal ernte ich Lob von den MitpatientInnen und verpasse mir damit die Streicheleinheiten, die ich mir selbst (noch) nicht geben kann, von außen. Das Selbst steht und fällt mit den Urteilen, die von außen an mich herangetragen werden. DAS ist mindestens genauso schädlich wie Lithium!

Den Abend verbringe ich damit, über die Parallelen zwischen dem Zustand des Frisch-Verliebt-Seins und dem der Hypomanie nachzudenken. Nach drei Stunden im Café, einem vollen Aschenbecher, fünf Cappuccino und zehn Seiten lyrisch-philosophischer Ergüsse komme ich dann zu dem Schluss: Wenn ich manisch-depressiv bin, dann ist Liebe pathologisch. Fazit: Ich schreibe auf eine Papierserviette: „Lithium – nein danke!“ und denke an die Wasserstoffbombe. Ich fühle mich endlich mal wieder sehr wohl und zu Hause in mir selbst!

Freitag, 3.4.1998

Ein Hurra-Tag! Schuld sind drei dicke DIN-A4-Umschläge, an mich adressiert, und deren Inhalt: Zwei Belegexemplare von Magazinen, die je einen Artikel von mir veröffentlicht haben. Dann eine Zeitschrift mit einem Foto von F. All die wilden Gefühle tauchen aus ihrem Winterschlaf auf, Schmetterlinge tanzen in meinem Bauch, und ich würde ihn am liebsten auf der Stelle anrufen. Seine Stimme hören, seine vertraute Stimme, die mich so berührt, dass ich das Gefühl habe, sie anfassen zu können ...

Der Hammer ist aber der dritte Umschlag: L. möchte, dass ich bei dem Buchprojekt „Auf der virtuellen Couch. Selbsthilfe, Beratung und Therapie im Internet“ mitmache. Das Buch wird im Herbst im Psychiatrie-Verlag, Bonn, erscheinen. Abgabetermin ist Mitte August. Er hat mir drei Kapitel reserviert: Eines, in dem ich eine Abhandlung als Pionierin der Psychiatrie-Szene im Internet zum Besten geben, eines, in dem ich das Projekt „Kuckucksnest“ vorstellen und beschreiben, und eines, in dem ich meinen Online-Roman präsentieren und reflektieren soll. Die erste Reaktion ist ein Luftsprung. Sechs Monate harte Vorarbeit, um mich endlich umzuorientieren und Autorin zu werden. DAS ist meine Chance, dort einzusteigen.

Die nächste Reaktion ist Verzweiflung. Scheiße! Ausgerechnet jetzt bin ich vier bis sechs Monate in der Klinik – nach neun Monaten Wartezeit, die ich konstruktiv genutzt habe ...

Dann eine Beratung mit mir selbst – beziehungsweise dem Teil, der leben will. Ja! Ich werde mitmachen. Wozu sonst habe ich mein Notebook mitgeschleppt? Ich verschicke einfach Disketten anstatt Online-Dateien. Und alles Relevante aus dem Internet lass ich mir schicken oder faxen. Schließlich hab ich meine Lobby! Und die drei Kapitel bekomme ich an den Wochenenden prima hin. Mein Tag ist gerettet. Endlich eine Zukunftsperspektive!

Der Konflikt mit den Therapeuten ist auch schon vorprogrammiert.

Meine Position Ende dieser Woche:

Lithium = NEIN
Therapie = JA
Buchprojekt = JA
Heilung = ???

Stand: Freitagabend, 3.4.98 (22 Uhr) => danach: WOCHENENDE!!!

Wochenbericht
vom 6.4. bis 12.4.1998

Genervt! Meine Wochenberichte seien zwar literarisch recht tauglich, allerdings viel zu lang. Ich solle bitte keine Romane schreiben, so Herr R. Dabei habe ich gar keine Romane geschrieben. Nur eben einen Wochenbericht. Das heißt, ich habe das berichtet, was mir in dieser Woche am wichtigsten war. Vielleicht war auch zu viel wichtig!? Also: Diesmal werde ich versuchen, mich auf das absolut Wesentliche zu beschränken!

Die gesamte Woche war geprägt von kleinen bis mittelschweren emotionalen Ausbrüchen, die mir letztlich einen Schritt weiter zur Erkenntnis meines Ichs verholfen haben.

Zuerst war da die Erschöpfung. Die Unfähigkeit, mit meinen Energien Haus zu halten. Meine Suche nach Anerkennung von außen, um mein Selbst wenigstens halbwegs aufrechtzuerhalten – das führt zur Hyperaktivität, zum Kontrollverlust und schließlich unweigerlich zum Burnout. Ich solle als Hausaufgabe all meine laufenden Aktivitäten auflisten. Eins weiß ich im Voraus: Das Buchprojekt mache ich auf jeden Fall. Lieber schraube ich beim Briefe- und Tagebuch-Schreiben eine Runde zurück.

Als Nächstes folgt eine kurze Hurra-Phase, ausgelöst durch einige wohltuende Faxe und Briefe, und vor allem durch ein Päckchen von L. mit einem Ausdruck der bisher gelaufenen Diskussion über das Buchkonzept und zwei interessanten Büchern. Er freut sich, dass ich bei diesem Projekt mitmache. Ich bin happy! Kaum eine Stunde nach Empfang all dieser Hurra-Post sieht die Sache allerdings schon wieder ganz anders aus. Die Mutter-Thematik in der Gruppentherapie reißt in mir etwas auf, das ich zunächst nicht genau definieren kann. Ich beginne zunächst damit, von dem ambivalenten Verhältnis zu meiner Mutter zu reden. Und dann verselbständigt sich plötzlich alles. Es bricht aus mir heraus: die Vergewaltigung mit 16, die Abtreibung danach, fast 20 Jahre später der erfolglose, unfruchtbare Kinderwunsch, die Babys, die ich nie werde gebären können – und anstelle aller dieser Babys kommen Tränen, Tränen, Tränen ... Ich kann sie nicht mehr aufhalten. Eine Naturgewalt, die über mich hereinbricht, die ich nicht mehr stop-

pen, weder willentlich noch verbal kontrollieren kann – die Geburt des Gefühls. Das Eis hat angefangen zu schmelzen, von der Maske sind ein paar Gipsbrocken abgebröckelt, und ich habe ein Stück meines wahren Gesichts gezeigt. Meine ersten Tränen in H., vor der Gruppe, vor den Therapeuten. Ich fühle Scham und gleichzeitig Erleichterung! Oder besser: während des Weinens Erleichterung – danach Scham, dann Wut auf mich selbst, dass ich mich habe einwickeln lassen.

Als Reaktion darauf – vielleicht auch als Schutzmaßnahme – stürze ich mich gleich nach dem Mittagessen in alle nur erdenklichen Aktivitäten und bin ganz dankbar, auch in den späten Nachmittagsstunden noch eine Gruppe zu haben. Bloß jetzt nicht herumsitzen und grübeln!

Anschließend hole ich – ebenfalls im Laufschritt – mein Patenkind ab und muss erst mal langsam ein paar Gänge runterschalten mit meinem Tempo, um allmählich auf einer Temperamentsebene mit B. Kontakt aufzunehmen. Das volle Aufgehen in meiner Eigenschaft als Patentante tut nach diesem aufwühlenden Tag dann doch gut. Ich aktiviere zur Abwechslung mal wieder mein Helfersyndrom: Geborgenheit, Liebe, Verständnis, Einfühlung und Sicherheit geben ...

Der Kreis scheint sich zu schließen, aber welcher der vielen Kreise? Und: Wie viele sind es noch? Immerhin habe ich in den beiden vergangenen Tagen ein paar kleine Einzelteile des in alle Himmelsrichtungen versprengten Puzzles zusammengefügt. Welches Bild am Ende dabei rauskommt, steht wohl noch in den Sternen ... Aber deshalb bin ich hier!

Ein weiterer Knackpunkt ist das Einzelgespräch bei Frau S. am Donnerstagnachmittag. Zuerst führen wir die leidige Lithium-Diskussion. Ich lasse mich nicht platt machen und bleibe bei meinem klaren Nein. Als ich dabei bin, innerlich aufzuatmen und mir im Geiste für meine Rhetorik auf die Schulter klopfen will, kommt die Rechnung: Wenn ich keine Medikamente schlucken, sondern eher auf Konfrontationskurs gehen wolle, solle ich anfangen, Abstriche bei meinen zahlreichen Aktivitäten zu machen. Das würde bedeuten, auf eine Menge Dinge zu verzichten, die ich im Moment viel und gern tue. Sie schlug vor, dass ich eine Woche lang weder schreibe noch telefoniere und mich dabei mit der so entstehenden Leere konfrontiere, ohne diese mit irgendwas anderem zu füllen. Ich krieg die Krise! Waaaaas? Nicht schreiben? Nicht telefonieren? Kann ich mir nicht in meinen kühnsten Albträumen vorstellen. Ich spüre, wie mir die Luft wie aus einem abgeschlafften Luftballon ausgeht. Ich soll damit warten bis nach der Intensivwoche, damit ich mich nicht mit irgendwas anderem ablenke. Na gut, dann freue ich mich erst mal auf Ostern!

***

Im Bericht der Klinik heißt es:

„Im Kontaktverhalten wurde sichtbar, dass Frau K. davon ausging, dass niemand mit ihr Kontakt haben wollte. Sie strukturierte ihre Kontakte von Anfang an so, dass sie sich schnell wieder zurückziehen konnte. Es wurde ihr deutlich, dass sie mit Hilfe der Distanz von Briefen oder Kontakten im Internet sehr viel von sich erzählen konnte, viel mehr, als es ihr im direkten Gespräch je möglich war. Als wir diese Außenkontakte einschränkten, spürte die Pat. zunächst große Angst vor Vereinsamung und Angst davor, ihrer eigenen Hilflosigkeit völlig ausgeliefert zu sein.“

***

Karfreitag. Besuch von den Eltern und S., meiner Schwester. Da ich am Vorabend galant die Treppe hinaufgefallen bin und mir dabei ordentlich das Knie lädiert habe, verbringen wir einen recht geruhsamen, lustigen Nachmittag in Bad Kissingen. Ich bin erstaunt, wie offen wir alle vier über meine zerfetzte Psyche plaudern können. Mami erzählt noch ein paar weitere Episoden aus meiner frühen Kindheit, wir diskutieren über den Kindergarten und landen dann bei Kindererziehung ganz allgemein, bevor wir uns wieder seichteren Themen zuwenden. Leider kann S. nicht, wie geplant, über Nacht bleiben, und die ganze Mannschaft fährt am frühen Abend wieder nach Hause. Es macht mir nichts aus, und ich bereite mir selbst einen schönen Abend – und einen schönen nächsten Tag, an dem ich in Fulda einkaufsbummele und bei der Gelegenheit gleich einen kleinen Drucker erwerbe, der sogar funktioniert.

Wochenbericht vom 13.4. bis 19.4.1998

Dienstag, 14.4.1998

Feuervogel

Ihr Element sei das Wasser, sagen viele hier. Da unterscheide ich mich offensichtlich deutlich. Mein Element ist das Feuer, gleich einem Feuervogel. Ich lege immer wieder Holz nach, blase in die Glut – und bemerke nicht rechtzeitig, wie der Raum um mich herum längst ausgebrannt ist. Wenn der Raum ausgebrannt ist, wird es kalt. Und nichts fürchte ich mehr als die Kälte. Also entfache ich sicherheitshalber auch noch ein Feuer in meinem inneren Raum. Es brennt gut! Zurück bleibt eine verkohlte Landschaft: Asche über der Einöde, schwarze Krähen, es ist kalt und riecht nach Tod. Innen und außen!

Und ich mache mich sisyphusgleich an den Wiederaufbau. Gerade so lange, bis wieder neue kleine Bäumchen gewachsen sind, die neues Holz liefern für eine neue Feuerorgie. Da capo!

Mittwoch, 15.4.1998

Wurzeln

„Ich brauch Tapetenwechsel, sprach die Birke, und macht sich in der Dämm'rung auf den Weg ...“, hat die Knef in den 70ern treffend gesungen. Damals war ich bereits diese Birke, nur wusste ich nichts davon. Heute, mehr als 20 Jahre nach meiner Teenie-Zeit, kann ich weder dem Sturm noch dem kleinsten Windhauch standhalten. Bäumchen-Wechsel-Dich – ein beliebtes Spiel aus der Kindheit. Wer es im Erwachsenenalter beibehält, ist selbst Schuld – oder landet in H.

Ich habe nie Wurzeln geschlagen, bin immer gegangen, „wenn's am schönsten war“ (auch das eine beliebte Lehre aus den Erziehungsmaximen der Spätsechziger, um dem aufblühenden Liberalismus Paroli zu bieten)! Aber warum habe ich das alles so perfekt umgesetzt? Aus Masochismus? Wohl kaum – sonst hätte ich hinterher nicht über die Schmerzen gejammert, die diese Flucht verursacht hat. Aus Angst? Angst wovor? Angst, mich festzulegen, eine Entscheidung treffen zu müssen – und die Konsequenzen MEINER Entscheidung tragen und als etwas von MIR Kommendes akzeptieren zu müssen!? ...

Stehen bleiben, Luft holen, ausruhen, verschnaufen ... Wurzeln schlagen und WACHSEN ... stabil werden ... Was braucht ein Bäumchen, um Wurzeln zu schlagen? Wird die Klinik mir den nötigen Dünger mit auf den Weg geben???

Donnerstag, 16.4.1998

Scherben und Blüten

Traurigkeit. Nachdem G. gestern Abend dreimal angerufen hat, um mir zu erzählen, wie depressiv er ist, dass er sich im Weg fühlt – nein, er hat noch nicht mal gesagt, dass er sich im Weg fühlt, sondern lediglich: „I am in the way!“ –, wie pessimistisch er in Bezug auf eine gemeinsame Zukunft ist, sich dennoch gleichzeitig entschuldigt hat, dass er mich damit behelligt, weil er mich angeblich nicht belasten und die Therapie nicht gefährden wolle ... Kurzum: Nach diesen schwarzen Telefonaten kann ich tatsächlich hören, wie die Scherben unserer Beziehung klirrend zu Boden fallen. Die Themen Arbeit (der Job ist futsch) und Zukunft ganz allgemein, meine Zukunft, vergrößern den Scherbenhaufen und verwandeln ihn in einen Riesenberg, der wie ein Magnet immer weitere Scherben und Bruchstücke anzieht und wächst und wächst. Klasse, Kestler, da hast du dich mal wieder prima in die Scheiße manövriert! Wieder ein Kreis, der sich schließt – diesmal ein destruktiver.

Später Blumen und Ostergrüße per Fleurop von F., dem Arzt, den ich 1997 in Köln anlässlich der Fachtagung „Cannabis als Medizin“ kennen gelernt und mich schnurstracks in ihn verliebt habe. Eine ganze Mittagspause lang verwandeln sich die Scherben in duftende Blütenblätter, die sanft zu Boden schweben und mich in süßen Duft einhüllen. Ich gebe diesem Gefühl Raum, möchte es festhalten. Blumen und ein paar Zeilen von neu entfachten Flammen, die bald mehr, viel mehr Raum einnehmen werden. Ich genieße die lodernde Energie, die von dieser kleinen Geste ausgeht, ich sauge alles tief auf – und bin noch immer hungrig. Hungrig nach mehr – auf der anderen Seite aber noch immer gefangen von der Überraschung. F., der auf meine Energieausbrüche meistens sehr subtil und kurzsilbig reagiert und mich damit normalerweise schnell wieder auf den Teppich runterholt, schickt mir Blumen, antwortet damit auf meine stürmischen Sympathiekundgebungen ... Feuer!

Das Feuer ist noch nicht stark genug. Oder konnte ich ihm nicht genug Nahrung anbieten? Im Laufe des Nachmittags verwandeln sich die Blütenblätter wieder in Scherben und die Zukunft in einen Berg. Manchmal züngeln mitten aus dem Scherbenhaufen kleine, warme Flämmchen hervor – der Hauch einer Erinnerung an den Blütenduft. Es geht Kraft von ihnen aus. Vielleicht gerade, weil sie so klein sind. Genauso klein, wie ich mich fühle – mit dem Berg vor mir ...

Freitag, 17.4.1998

Nein und Verzeihen

Instabil und traurig. Antriebslos und ohne Kraft. Schatten über den Scherben der Seele. Am Abend der ausgemachte Anruf von G. Er sei „unterwegs". Wie sich wenig später herausstellt, ist er auf dem Weg, genauer: eine halbe Stunde von Bad Kissingen entfernt. Erpressung? Vergewaltigung? Ich hatte ihn gestern Abend nach reiflicher Überlegung gebeten, nicht zu kommen, weil ich noch nicht stabil genug bin für eine Entscheidung, für Problemwälzen et cetera. Sein Schwager sei gestorben, erzählt G. Herzinfarkt beim Joggen. DAS war also der Tropfen, der das Fass zum Überlaufen und G. auf die Autobahn nach Bad Kissingen geschwemmt hat!? „O. K., dann komm!" (was denn sonst?) Nicht Ja und nicht Nein – das alte Spiel!

Der Abend wird sehr schön. G.'s Augen strahlen. Es tut ihm gut, hierher zu kommen und mich für ein paar Stunden zu sehen. Unsere Abmachung ist klar und wird eingehalten: keine Problemdiskussionen! Einfach nur da sein und den anderen wahrnehmen. Es funktioniert. Ich erkläre ihm, dass der Weg, den er dorthin gewählt hat, in meinen Augen nicht fair war. Er entschuldigt sich dafür. Wir sind uns beide einig, dass dies eine sehr schöne Begegnung ist. Ich verzeihe ihm. Äußerlich und innerlich. Eben einfach nur ehrlich ...

Die Blumen von F. Der Duft erfüllt das Zimmer. Ambivalentes Gefühlsleben – Preisfrage: Welches Gefühl war zuerst da in dieser ganzen Geschichte???

Fazit

Wochenbericht eines Chamäleons! Anpassung! Die Scherben sind nicht aus harter Materie, sondern eine schleimige Masse, die sich ausdehnt, um entstehende Löcher zu füllen. 2 Uhr 30 morgens. Es regnet. Und es ist sehr dunkel in der Seele. Schwarze Nebelkrähen flattern über den Schreibtisch – oder sind es Aasgeier? Ein weiterer Kreis schließt sich. Diesmal um das Dunkel. Neben mir ein Blumenstrauß, der einen Absender hat. Ein heller Kreis – noch weit entfernt, aber es zieht mich dorthin aus dem Dunkeln. Hoffnung. Neugier. Gefühl ...

Wochenbericht
Intensivwoche vom 20.4. bis 24.4.1998

Vorbemerkung

Dass dieser Wochenbericht so schrecklich lang geworden ist, liegt daran, dass es sich um eine Reise handelt. Eine Reise durch mein Unterbewusstsein mit kurzen Aufenthalten an Lebensstationen. Die nachfolgenden Momentaufnahmen verdanke ich der Gemeinschaft, mit der ich diese Reise gewagt habe, und den kompetenten und einfühlsamen ReiseleiterInnen. Das Neue, das ich dabei gesehen und erfahren habe, ist weniger inhaltlicher (oder kognitiver) Natur, sondern eher eine andere Perspektive derselben Motive. Ein weiterer Schritt, mein Leben in einer Symphonie Revue passieren zu lassen, anstatt in Drei-Minuten-Songs, die gerade gut kommen. Und auch ein Ansatz für die Zukunft. Keine Synthese (leider)! Das wäre zwar schön und harmonisch – doch viel zu einfach! Deswegen habe ich hier ein paar verbale Fotos von meiner Reise durch das Ich in das Album eines Wochenberichtes geklebt. Selektiv! Der Leser/die Leserin findet manche vielleicht viel zu unwichtig und vermisst Aufnahmen von spektakulären Sehenswürdigkeiten. Aber dafür ist ein Wochenbericht da, oder zumindest verstehe ich ihn so. Weitere Momentaufnahmen können im Rahmen von Kurzreisen in der Kerngruppe beleuchtet werden ...

Brief von meinem Unterbewusstsein an mein Ich

Liebe Marianne,

hier stehe ich vor dir, gefangen und eingesperrt in einem Fischschwanz, der keine Erde hat. Die toten Babys im Bauch können nicht abfließen. Das tut weh! Ich habe auch keine Luft, in die ich diese Schmerzen abgeben könnte. Mein Herz ist verkrampft, angespannt, gefangen in den Klauen der Erwartungen und Anforderungen. Ich muss meine wahren Gefühle verbergen, um nicht wieder verletzt zu werden.

Mein Geist und mein Verstand sind stark und groß. Damit baue ich meine Maske auf, die die Verletzungen vor den anderen – vor allem aber vor mir selbst – verbirgt. Aber mein Kopf ist nicht frei. Er unterliegt der strengen Zensur permanenter Kontrolle, um nicht zu viel fühlen zu müssen. Und doch möchte ich aus diesem verspannten Zustand der permanenten Selbstkontrolle her-

aus. Meine Arme greifen sehnsüchtig danach, den Gefühlen freien Lauf zu geben und sie auch nach außen mitteilen zu können.

Hier stehe ich vor dir, ganz geöffnet. Du kannst in mich hineinsehen, ich zeige dir die Wunden und den Käfig, in dem ich gefangen bin. Damit habe ich mich vor dir entblößt und fühle mich jetzt nackt und schutzlos, denn jetzt spüre ich die permanente Anspannung wie einen körperlichen Schmerz. Und ich verspüre den Drang, etwas zu tun, um diesen Schmerz kleiner zu machen.

Aber ich allein kann das nicht tun. Alles, was ich gelernt habe, ist, mich selbst zu verletzen, mir andere Wunden zuzufügen, um die inneren, offenen Verletzungen weniger zu spüren – um davon abzulenken. So offen, wie ich mich dir hier zeige, spüre ich aber, dass es noch einen anderen Weg geben muss. Einen Weg, um heil zu werden.

Und ich weiß auch nicht mehr, welche der vielen Wunden denn nun den Schmerz verursacht. Vielleicht ist das auch gar nicht wichtig ... Vielleicht geht es darum, den Schmerz im Unterleib nach unten abfließen zu lassen und die Beklemmung in der Brust nach oben in die Luft abzugeben. Das wäre sicherlich einen Versuch wert. Vielleicht kannst du mir dabei helfen.

Hilf mir dabei, den Fischschwanz abzustreifen, damit ich wieder Boden, Erde spüren, Fuß fassen und Wurzeln schlagen kann, die sich die Nahrung aus der Erde holen; Wurzeln, durch die auch der Schmerz abfließen kann.

Dann habe ich auch wieder Kraft, nach oben zu wachsen und den Käfig um die eingefrorenen, echten Gefühle zu sprengen, den Geist zu befreien und die Energie durch die wachsende Baumkrone nach oben abzugeben.

Im Moment bin ich noch sehr hilflos und verwirrt, weil ich nicht weiß, ob und wie es mir gelingen wird, den

ersten, entscheidenden Schritt zu tun und Wurzeln zu schlagen, denn es bedeutet, eine andere Schutzhülle (den Fischschwanz) zu verlassen, und ich habe Angst davor, dass neue Verletzungen zutage kommen und neue, unerwartete Schmerzen verursachen ...
Viele Grüße
Dein Unterbewusstsein

Nachdem ich diesen Brief in der Kleingruppe vorgelesen habe, ist es eine Weile sehr still. Die Betroffenheit der anderen macht mich umso betroffener! Auch der Therapeut muss eine Weile überlegen, was jetzt als Nächstes angesagt ist. Schließlich wirft er mir ein Kissen zu: „Das ist Ihr Baby!" – „Es ist tot!" Ich kämpfe mit meiner Selbstbeherrschung. „Nehmen Sie es in den Arm!" Es tut weh, weh, weh! „Das kann ich nicht!" Ich breche in Tränen aus. „Tun Sie es!" – „Ich kann nicht!" Schluchz, Rotz, Wasser! Eine andere Frau aus der Gruppe fragt: „Dürfen wir dir den Rücken stärken?" Ich nicke heulend. Drei Frauen hinter mir, ihre Hände in meinem Rücken. Ich drücke das Kissen/Baby an meinen Bauch, dann an meine Brust. Es ist weich, aber reglos. Es kommt nichts zurück. Kein Krähen, kein Schreien, kein Glucksen, kein Lachen. Es ist tot. Mein Baby ist tot, und ich habe es getötet, damals, vor 22 Jahren, bevor es eine Chance gehabt hätte, überhaupt geboren zu werden. Und ich werde es nie in meinen Armen, an meiner Brust, auf meinem Bauch fühlen können. Nicht dieses Baby und kein anderes. Ich habe ein Baby getötet – und damit alle anderen, denen ich das Leben hätte schenken können. Frauenhände in meinem Rücken, mein Kopf an der Schulter einer Frau, die mich stützen will, der Schmerz wird nur größer.

Der Therapeut hat einen guten Rat für mich parat (ist ja auch sein Job!): „Sie haben eine Schuld, und Sie müs-

sen lernen, mit dieser Schuld zu leben. Sie müssen für sich annehmen können, dass Sie einen Fehler gemacht haben, aber auch die Konsequenzen dafür tragen. Damit ist die Schuld gesühnt!" Amen! Wir sind alle Sünder und müssen deshalb unser Kreuz tragen, ohne zu murren, um das ewige Leben oder sonst einen Scheißdreck zu erlangen. „Ewiges Leben", dass ich nicht lache! So was mach ich garantiert keine drei Tage mehr weiter. Und schon gar nicht ewig! Trag dein beschissenes Kreuz und halt die Schnauze! Am liebsten würde ich mir in diesem Augenblick ein glühendes Schwert in den Unterleib rammen. Tue Buße! Dafür, dass du mit 16 von vier angetrunkenen Algeriern in einem Hauseingang brutal vergewaltigt wurdest, viermal hintereinander die schlimmste aller Erniedrigungen hast ertragen müssen, die einem Menschen passieren kann, dafür, dass danach die Regel ausblieb und der Schwangerschaftstest positiv war, dafür, dass du diese Frucht der Gewalt hast töten lassen – damals, in einem schmutzigen Etablissement in N. – tue Buße für die Schmerzen und die Blutungen, die Entzündungen, die Ausschabungen, die Laparoskopien[6] ... Tue einfach Buße, weil du schlecht bist und mit den ungewollten Reizen deiner Weiblichkeit dazu beigetragen hast, dass entstehendes Leben getötet werden musste, und mittlerweile in der Klapse gelandet bist! Du sollst nicht töten! Fickt euch alle ins Knie! Ich habe schon getötet! Also kommt es jetzt auch nicht mehr darauf an, ob ich noch einen Mord begehe. Den an mir selbst! Tue Buße und schmeiß das Scheiß-Kreuz aus dem Fenster! DAS wäre vielleicht ein Anfang ...

---

[6] Untersuchungen der Bauchhöhle durch Endoskopie.

Todessehnsucht

Ich habe dichtgemacht. Lasse nichts und niemanden mehr an mich heran. Ich kenne meine Grenzen – wenigstens die seelischen. Nachdem ich mir die halbe Nacht mit Selbstmordphantasien, Todessehnsucht und Heul-Orgien um die Ohren geschlagen habe, nach Mitternacht schluchzend um eine Schlaftablette gebeten habe, die ich erst um 3 Uhr morgens genommen habe, weil ich immer noch hoffte, die Krise würde von allein wieder vorbeigehen – nach alledem wache ich kaputt, gerädert und noch immer halb-somnolent auf und beschließe, heute zuzumachen, um meines eigenen Schutzes willen, mich nicht einzulassen. Es fällt schwer, dennoch scheint es mir zu gelingen.

Bildlich drücke ich das in einem Embryo in der schützenden Fruchtblase aus, der ganz und gar abgetrennt ist von der schwarzen Welt. Noch nicht mal eine Nabelschnur verbindet ihn mit außen. Für mich ist dies ein Zwischenzustand vor der Entscheidung: Leben oder Tod. Ein Zustand, der mich von beidem abschirmt und mir etwas Zeit gibt, zur Ruhe zu kommen, nach allem, was aufgewühlt wurde. Durch die äußere Struktur der Intensivwoche habe ich kaum mehr Schutzraum für mich – vor allem dann nicht, wenn ich ihn am nötigsten brauche: abends. Also igele ich mich innerlich ein, und es funktioniert gerade genug, um mir ein Minimum an allernötigstem Schutz zu geben. Es fällt schwer. Ich kann nicht berühren, ohne berührt zu werden – und in dieser kompakten Enge des Kontakts finden permanent Berührungen statt. Sie überschreiten aufgrund der räumlichen Enge häufig meine persönlichen Grenzen, und ich muss innerlich rabiat auf Abwehr schalten, um das alles auszuhalten. Offenbar habe ich ein pauschales Problem mit Kontakt! Vielleicht bin ich als Kind zu viel geknuddelt und überschmust worden. Ein kleines Kind kann sich doch genauso wenig wehren wie ein Goldhamster, wenn es aus lauter Liebe und Schmusebedürfnis zerquetscht wird ...

Dennoch: Trotz der emotionalen Heftigkeit der kompromisslosen Konfrontation bin ich noch weit vom Kern meiner Heilung entfernt, kann mich zwar einlassen, aber noch nicht loslassen, fallenlassen, annehmen. Jedenfalls so lange nicht, bis dieses Loslassen, Fallenlassen und Annehmen für mich einen Sinn macht, eine Hilfe bietet für das harte Leben außerhalb der Klinik ... Loslassen auf Zeit gibt es für mich nicht. Nur entweder – oder ...

Die Leichtigkeit des Abendprogramms in der Gruppe wirkt auf mich eher bleischwer. Ich möchte mich entspannen, soweit O. K. Bloß nicht noch mehr Körperkontakt (von dem ich tagsüber schon ein Übermaß genossen und gegeben habe). Entspannen und für mich sein. In meinen Körper hineinhorchen, ob sich inzwischen irgendetwas getan hat. Enger Körperkontakt, zärtliche Berührung und Streicheln haben für mich (immer noch) den Beigeschmack einer Pflicht-Vorübung zum Sex. Sex ist etwas sehr Schönes und Tiefes, solange er zwischen zwei Menschen in einem intimen Rahmen stattfindet, die gegenseitig geben und nehmen, ohne darüber nachzudenken, was sie gerade tun. Aber vielleicht muss ich auf diesem Gebiet noch dazulernen. Lernen, zu differenzieren zwischen Zuwendung, Trost, Freundschaft, Sympathie und erotischer Anziehung. Bisher habe ich immer alles in einen Topf geschmissen. Taktile Annäherungen sind bei mir bisher meistens in der Schublade „Aha-der/die-will-was-von-dir“ gelandet, und ich habe während des Empfangens immer schon darüber nachgegrübelt, was diese Person gleich als Nächstes von mir erwartet, mit welchem Kalkül sie/er gibt. Das hat das Genießen von Zuwendung in der Wurzel erstickt beziehungsweise von Anfang an verhunzt! Dabei ist es wirklich angenehm, eine Hand auf der Schulter zu spüren, einen Arm um sich, eine

Brust zum Anlehnen. So angenehm, dass ich jedes Mal mit den Tränen kämpfen muss, wenn wirklich einer kommt und trösten will. Trost bewirkt bei mir meistens noch mehr Tränen. Und Tränen habe ich bisher fälschlicherweise mit Leid gleichgesetzt, nicht als Erleichterung verstanden. Oder Trost mit Mitleid – Mit-Leid – verwechselt und Schuldgefühle bekommen, dass ich den anderen mit hinuntergerissen habe in mein Elend ... Die ethymologische Bedeutung des Begriffs Sympathie – Sym-Pathie – zu wörtlich genommen ...

„Wörtlich" scheint ein Stichwort zu sein. Es ist mir mal wieder gelungen, mit Worten die Karre aus der Scheiße zu manövrieren. Vielleicht hätte ich die Scheiße vorher besser einschätzen und entweder ganz umgehen oder ein besseres Fahrzeug wählen sollen. Neues Therapieziel für H.: Wenn es mir gelingt, meinen letzten Wochenbericht (in vier bis fünf Monaten) kurz, prägnant und aussagekräftig auf eine halbe Din-A4-Seite zu bringen, ist ein wichtiger Schritt getan! Vorausgesetzt, ich finde in der Zwischenzeit andere Ausdrucksmöglichkeiten, die mich wieder heil, stark und zuversichtlich machen ... Ich bin schon/immer noch/jetzt erst recht in der Scheiße! Und: Mir stinkt's!

Der Feuervogel (ein Märchen)

Es war einmal ein schöner bunter Vogel, der gerne flog und es liebte, zusammen mit anderen Vögeln durch die Natur zu flattern. Er flog durch die Lüfte, holte sich Nahrung aus der Erde, trank Wasser aus den Seen und wärmte sich am Feuer.

Eines Tages, nach einem besonders kalten und langen Winter, war ihm so kalt, dass er den Frühling nicht mehr spürte, das Licht nicht mehr sah, keine Nahrung mehr suchen konnte und nur noch traurig dasaß, den Kopf in sein Gefieder vergraben.

Er schaffte es gerade, mit letzter Energie eine warme Feuerstelle aufzusuchen, um sich ein wenig zu wärmen. Da geschah etwas ganz Merkwürdiges mit ihm. Je länger er die züngelnden Flammen betrachtete, desto mehr war er fasziniert von der Energie des Feuers. Sein Gefieder begann, in allen Farben zu schillern, seine Augen bekamen einen überirdischen Glanz, und er fühlte sich magisch von dem Feuer angezogen. Jedes Mal, wenn das Feuer auszugehen drohte, legte er schnell neues Holz in die Flammen, blies in die Glut und ließ sich von der Faszination der wilden, lodernden Flammen mitreißen. Immer und immer wieder legte er neues Holz nach; er konnte einfach nicht mehr davon ablassen. Auf diese Weise holzte er nach und nach den ganzen Wald ab und fällte alle Bäume, um das immer größer werdende Feuer mit Nahrung zu versorgen. Je weniger Bäume in dem Wald waren, desto mehr breitete sich das Feuer aus, wurde größer, mächtiger und heftiger und verschlang gierig alles Lebende um sich herum. Der Feuervogel sah fasziniert zu.

Irgendwann hatte das Feuer keine Nahrung mehr und erstarb langsam. Als der Feuervogel sah, wie unter dem sterbenden Feuer eine schwarze, verkohlte, ausgebrannte, kahle und tote Landschaft zum Vorschein kam, bekam er plötzlich panische Angst. Bevor er diese Angst richtig spüren konnte, entfachte er schnell ein Feuer in seinem Inneren und ließ auch dort die Flammen lodern und tanzen – so lange, bis er auch innen völlig ausgebrannt war. Jetzt, da alle Energie- und Nahrungsquellen erschöpft waren, sah der Feuervogel die kahle, tote, verbrannte Landschaft um sich herum und spürte, dass er auch innerlich völlig ausgebrannt war. Da wurde er sehr traurig, steckte seinen Kopf ins Gefieder und weinte ta-

gelang, wochenlang, monatelang. Dann erholte er sich ganz langsam wieder von seiner Traurigkeit und machte sich an die Arbeit, neue kleine Bäumchen zu pflanzen, die ganz allmählich und ganz zart wuchsen. Anfangs freute er sich über die wachsenden Pflanzen, über das Grün der Blätter, den Duft der Blüten, den köstlichen Geschmack der Früchte, das Farbenspiel des Herbstlaubes ...

Doch dann kam der Winter, und es wurde wieder bitterkalt. Der Feuervogel fror entsetzlich, denn er hatte ja keinen Holzvorrat anlegen können, weil er zu sehr mit Pflanzen beschäftigt gewesen war. Jetzt kam ihm auch die Erinnerung an das schöne, wärmende Feuer, und er begann, ein kleines Bäumchen nach dem anderen auszureißen, um Feuer zu machen. Und wieder wurde die Faszination des lodernden Feuers so groß und übermächtig, dass er alle Bäumchen, die er gepflanzt hatte, fällte und erneut eine Riesen-Feuer-Orgie veranstaltete – weit über den Winter hinaus. Und wieder geriet er in Panik, als das Feuer auszugehen drohte. Die Existenzangst brannte ihn innerlich völlig aus. Und wieder blieb er traurig und erschöpft zurück in einer kahlen, verkohlten Landschaft und weinte viele Monate.

Dieser Kreislauf wiederholte sich von da an etliche Male, aber die Feuer-Phasen wurden immer schwächer und kürzer, weil die kleinen Bäumchen nicht genügend Holz liefern konnten.

Da merkte der Feuervogel, dass er etwas tun musste, um diesen Kreislauf zu durchbrechen und die Verbindung zwischen den vier Jahreszeiten und den vier Elementen wieder in Einklang mit seinem Selbst zu bringen. Er packte einen Rucksack mit einer Hand voll Asche, einer Hand voll Erde und einer Hand voll Samen und flog nach H., um zu lernen, aus diesen Rohstoffen wieder einen Lebensraum für sich zu basteln.

Und wenn er nicht gestorben ist, dann bastelt er noch heute...

Der Tag danach (Freitag)

Vor mir auf dem Regal steht meine Tonfigur aus der Intensivwoche. Eine zerbrechliche kleine Gestalt in angespannter Sitzhaltung, aufrecht, den Kopf in den Händen. Nein, fällt mir ein, als ich die Figur betrachte. Nein! Und Stopp! Und Halt, hier sind meine Grenzen! Hier, genau hier hören sie auf! Ich konnte sie vorher nicht kennen, weil sie mit Vehemenz und widersprüchlicher Konsequenz permanent überschritten wurden. Irgendwann habe ich sie ständig selbst überschritten oder aber bin nie bis zu ihnen vorgedrungen, nie wirklich an meine Grenzen gelangt – und wenn, dann ohne es zu erkennen. Eine Irrfahrt zwischen Manie und Depression. Bodenlos. Haltlos.

Ein Embryo in der Fruchtblase, ohne die Verbindung der Nabelschnur. Kontaktlos. Ich kann ihn schreien hören: „Hallo, hier bin ich! Sieht mich denn keiner? Hört mich denn keiner? Passt auf, kommt mir nicht zu nahe. Ich habe Angst!“

Auf meinem Selbstbild habe ich mir einen Fischschwanz verpasst, in meinem Märchen vier Tage später war ich ein Vogel. Unbewusst habe ich einen Schritt in der Evolution vollzogen. Es hat also Veränderung stattgefunden. Nicht nur Veränderung, sondern Entwicklung, eventuell Reifung?

In dem Brief meines Unterbewusstseins an mich habe ich von toten Babys geschrieben. Im Plural, obwohl ich nur ein totes Baby hatte. Wer sind diese toten Babys wirklich? Es könnte sein, dass ich selbst diese toten Babys bin. Symbolisch stehen sie für die Verletzungen, die ein hilfloses, wehrloses Geschöpf erfährt, solange es ein

Fischvogel ist, der weder im Wasser noch in der Luft lebt – und schon gar nicht auf dem Boden. Es ist alles wie eine nie vollendete Geburt. Weder Fisch noch Vogel, weder Klarheit noch Leidenschaft. Die vier Elemente Wasser, Luft, Erde, Feuer sind alle vorhanden. Nur das Elementare fehlt: das EGO-logische Gleichgewicht.

Ich sitze sprachlos vor einem Haufen Puzzleteilchen. Lautlose Tränen, die langsam von den Wangen über den Hals in die kleine Mulde zwischen beiden Schlüsselbeinknochen laufen, sich dort eine Weile sammeln und dann, entlang der Rinne zwischen beiden Brüsten, weiter nach unten bis zum Bauchnabel abfließen. Gravitationsgesetz. Erdung. Mitte. Auch das bin ich mit allen meinen elementaren Rohstoffen. Ein Haufen biochemischer Substanzen, die so intelligent zusammengesetzt sind, dass alles reibungslos funktioniert. Ich brauche mich um nichts zu kümmern. Zum ersten Mal bin ich ganz da und fühle Respekt, Verantwortung und Liebe für meinen Körper. Noch mehr Tränen. Schöne Tränen. Weichheit, Zartheit, Verletzlichkeit. Aber auch Energie. Sehr viel Energie. Es ist alles da. Alles vorhanden. Ein schönes Gefühl, und ich kann es zulassen. Ich bin kurz davor, meinen Fischschwanz abzustreifen und in meinem Körper weiterzuwandern. Aber nicht jetzt und nicht hier. Ich habe gerade einen weiteren Schritt in der Evolution gemacht. Im Moment werfe ich hier meinen Anker. Denn die Nacht hat keine Schatten ...

Die Moral von der Geschichte?

Konfrontation, Kontakt und Grenzen. Nähe und Distanz – sowie die zahlreichen Facetten dazwischen. Verletzbarkeit und Selbstschutz. Durch alle diese Stationen bin ich in den vier Tagen Intensivwoche gegangen. Dort, wo es nötig war, habe ich mich auf ein längeres Verweilen ein-

gelassen. Das war mit viel Schmerz verbunden und hat mich teilweise an die Grenzen des für mich Erträglichen geführt. Auch an diesen Grenzen habe ich eine Weile innegehalten und versucht, sie in mir zu verankern. Auch das war verbunden mit Schmerz und dem Nachspüren von Verletzungen. Ich habe mir selbst und meinem Unterbewusstsein offen und schutzlos gegenübergestanden. Ohne von der Gemeinschaft getragen zu werden, hätte ich diesen Schritt nie gewagt. Ich hätte ihn aber auch nicht NUR innerhalb der Gemeinschaft gewagt. Hinter mir, neben mir, um mich herum und vor mir stand ein Therapeuten-Team mit viel Kompetenz und Stärke auf der einen Seite, aber auch Offenheit, Lernbereitschaft und Betroffenheit auf der anderen Seite.

Die Grenzen zwischen Fachleuten und Patienten sind während dieser Intensivwoche geschmolzen, so dass wir gemeinsam die Erkenntnis gewonnen haben: Wir sind alle Menschen – mit unseren Stärken und Schwächen. Ich habe in dieser Woche nicht nur interessante Leute getroffen, sondern bin Menschen begegnet, die für mich in dem Moment der Begegnung wichtig waren. Und ich habe auch spüren und annehmen können, dass ich diesen Menschen in dieser Momentaufnahme der vernetzten Biographien wichtig war. Begegnungen auf Zeit- und Raum-Achsen, die in diesen Lebensstationen Kraft und Stütze geben – MitpatientInnen und TherapeutInnen gleichermaßen. Eines Tages werde ich dem Ort hier den Rücken kehren und die Kraft hoffentlich mitnehmen können. Denn das Leben außerhalb der Klinik hat leider nur sehr wenig von dieser Gegenseitigkeit ... Die Angst vor dem, was nach der Klinik kommt, trage ich weiterhin in mir wie ein ungeborenes Kind. Wie mich selbst, dem Wesen, dem ich als Embryo begegnet bin ...

Ich danke H. für diese Intensivwoche und für das gesamte Konzept, das mich endlich mal in Bewegung bringt!

***

Ich lege diesen Wochenbericht zurück auf den Stapel und muss grinsen. Die Konsequenz dieser Überlänge war eine Woche absolutes Notebook- und Schreibverbot. Der nächste Bericht bestand aus einem handgemalten und ziemlich grausamen Bild. Das Notebook durfte ich nur unter der Prämisse wieder benutzen, dass meine Wochenberichte NICHT LÄNGER ALS ZWEI SEITEN ausfallen würden. Daran hielt ich mich auch in Zukunft: Ich wählte einfach eine kleinere Schrift.

Im Bericht der Klinik steht:

„Die Pat. hatte gute Ressourcen im Bereich kreativer Ausdrucksmöglichkeiten, insbesondere im Schreiben. Über dieses Medium gelang es ihr, ihr inneres Erleben zu verbalisieren."

***

Wochenbericht
vom 4.5. bis 10.5.1998

Montag, 4.5.1998

In der Kerngruppe berichte ich von dem, was am Freitag passiert ist. (Ich war in einen Kreisel geraten, als ich versuchte, meine Gemälde thematisch nebeneinander zu legen, so dass sie einen Sinn ergeben, und bin dabei verrückt geworden.) So ganz nebenbei, neben dem Wochen-

ende in Frankfurt beim American Football, der Beziehungs(un)klärung mit G. ... Es wird nicht weiter darauf eingegangen. Ich gebe diesem Verrückt-Werden den Namen ‚Verzetteln'. Man bietet mir an, das Phänomen in den nächsten Tagen einmal genauer anzuschauen. In mir macht sich ein generelles „Ihr-könnt-mich-doch-allemal" (in Fachkreisen auch Widerstand genannt) breit.

Als ich Post vom Psychiatrie-Verlag bekomme, in der ich gefragt werde, ob der Verlag meine Buchbesprechungen zu den Neuerscheinungen (die ich von der Klinik aus so ganz nebenbei gemacht habe) abdrucken darf, geraten wieder so ein paar Hurra-Atome ins Schwingen. Der Verlag legt offenbar Wert auf MEINE Kommentare. Also bin ich was wert. Das stabilisiert mein Selbstwertgefühl. Ich messe meine Daseinsberechtigung als Mensch wieder an dem, was ich ***TUE****, nicht daran, was ich* ***BIN****. Klasse, Kestler! Damit hast du dich mal wieder prima selbst ausgetrickst!*

Dienstag, 5.5.1998

Post von L.! Das aktualisierte und überarbeitete Buchkonzept mit der Bitte um kritische Durchsicht und gegebenenfalls Überarbeitungen. Meine beiden Beiträge sind in allen zwei relevanten Kapiteln platziert. Zweimal je acht Seiten, und wegen des dritten Artikels (Internet-Sucht) muss ich mich mit ihm kurzschalten ... Er bittet mich um weitere Mitarbeit in meiner Eigenschaft als Expertin in eigener Sache (deren Erwerb mich letztendlich in die Klapse geführt hat). Ich freue mich, weiß, dass eine Menge Arbeit auf mich zukommt und dass ich dabei auch gleich mal ausprobieren kann, wieweit ich in der Lage bin, ziel- und terminorientiert zu arbeiten und den großen Brocken in kleine, handliche Stückchen zu portionieren, ohne mich zu verzetteln.

Gruppentherapie. Ich rede über mein Verzetteln, meinen Vater, das Puzzlespiel, die verlorenen roten Fäden in einem Atemzug und „verzettele" mich prompt bei der Darstellung. „Was ist jetzt Ihr Anliegen?", will Herr R. wissen. Gute Frage – eine Antwort habe ich nicht parat. Sein Rat: „Sie müssen sich nur einlassen!" Amen! Ich übersetze das für mich mit einem „Sie haben gar kein Problem. Sie müssen sich nur einlassen. Alles andere erledigt sich von selbst." Wenigstens habe ich jetzt den Zusammenhang zwischen dem Verzetteln und meinem Vater kapiert. DER hat mir vor 20 Jahren anlässlich meiner ersten Psychotherapie an den Kopf geknallt: „Du suchst da doch nur nach etwas, was es gar nicht gibt!" Und genau das hat Herr R. heute bei mir wiederholt. DAS ist also Übertragung live! Dass ich so was auf meine alten Tage noch erleben darf ...!

Mittwoch, 6.5.1998

Loslassen

In der einstündigen Entspannungsgruppe am Morgen passiert mit mir etwas bisher viel Gehörtes, aber nie Selbst-Erfahrenes. Ich gerate in einen Zustand zwischen Schlaf und Wachsein, in eine Trance, aus der heraus ich den Bildern in meinem Kopf und den Körperempfindungen einfach Raum lassen kann, ohne etwas dazu zu tun, ohne an irgendetwas zu denken, ohne irgendetwas sprachlich-kognitiv zu benennen. Ich habe einfach losgelassen, mich fallen lassen und befinde mich jenseits von Zeit und Raum. Die sanfte Stimme mit den Formeln, die Stille dazwischen, alles stimmt mit mir, so wie ich gerade hier bin, überein. Akustische Wahrnehmungen, innere Bilder und Körpergefühle verschmelzen zu einem Zustand der völligen Ruhe und Entspannung.

Im Anschluss an diese äußerst sinnliche Erfahrung fühle ich eine angenehme Tiefe in mir. Das Wissen darum, dass ich in diesen Zustand des Eins-Seins mit dem Kosmos zurückkehren kann, dass ich diesen Zustand überhaupt ohne jegliche Fremdsubstanzen oder multimediale Stimulantia erreichen kann, bewirkt bei mir ein angenehmes Ruhen in mir selbst – egal, was passiert! Und es passiert eigentlich ziemlich viel! Die Gruppentherapie ist ziemlich ergreifend. H.'s Vorstoß in die Tiefe des Gefühls, die Geburt der Befreiung aus dem Schmerz heraus, berührt mich tief. Es ist auch ein großer Teil meines Erlebens. Ich kann es verinnerlichen und dabei in meiner Mitte ich selbst bleiben.

Das Interesse für die Patientenzeitung blüht wieder auf, und ich plane mit B. die erste Ausgabe. Die Arbeitswelt-Gruppe rundet das Empfinden dieses Tages mit einer schönen Entspannungsübung ab, und ich habe einfach ein gutes Daseinsgefühl. Eine gute Basis, um mich wirklich einzulassen und mich immer wieder neu einlassen zu können. Vor dem Einlassen steht das Loslassen. Und das habe ich heute zum ersten Mal getan. Erst danach kommt schließlich das Zulassen ... Der Weg ist weit, doch ich fühle, dass ich jetzt in die richtige Richtung gehe.

Ich spüre, dass ich heute einen ganz entscheidenden Schritt zur Heilung getan habe: Ich nehme seit der Entspannungs-Meditation alles viel bewusster und intensiver wahr, kann es auch benennen und merken, wann bei mir ein Handlungsimpuls kommt. An dieser Stelle gilt es, ein wenig innezuhalten und diesen Impuls kurzzeitig von außen zu beleuchten. Was sind die Folgen dieses Impulses? Sind sie lebensnotwendig? Sind sie nützlich? Können sie mir oder anderen schaden? Können sie zerstören? Die Sensibilität für dieses Innehalten verdanke ich der Gruppe „Gefühlsleben". Das gelingt bislang nur bei ganz banalen Dingen, wie dem Abstreifen der Zigarettenasche, dem Gang zur Toilette (wegen des Drucks auf der Blase), dem Abnehmen des Telefonhörers (wegen des Läutens) und so weiter. Diese Handlungsimpulse sind bereits automatisierte, erlernte Reaktionen auf Wahrnehmungen, über die wir üblicherweise gar nicht mehr nachdenken. Es lohnt sich, solche banalen Abläufe einmal bewusst zu erleben. Erst dann werde ich in der Lage sein, meine Handlungen und Reaktionen auch in komplexeren Zusammenhängen zu verstehen und besser zu steuern. Jetzt warte ich auf solch eine Situation, um sie (im Nachhinein) interpretieren und den fehlprogrammierten Mustern auf die Spur kommen zu können. Es gibt noch viel zu reparieren. Heute habe ich wenigstens meinen Werkzeugkasten erheblich besser bestücken können!

Donnerstag, 7.5.1998

Meine plötzliche Weichheit gewinnt allmählich an Gestalt und Raum. Das ist zwar ein Schritt in die richtige Richtung, macht mir aber trotzdem Angst.

Abschiede im Plenum. Abschiede von Menschen, denen ich hier begegnet bin, teilweise auch sehr nahe war in gemeinsamen schweren Stunden. Der Kloß im Hals, den ich normalerweise immer ganz gut runterschlucken kann, indem ich mich mit irgendwas anderem ablenke, bricht plötzlich auf. Ein Meer von Tränen, die sich nicht mehr aufhalten lassen – emotionale Erinnerungen? Jedenfalls steckt viel Schmerz dahinter. Und wieder die Angst. Die Angst davor, dass ich nicht mehr aufhören kann, dass die ganze geballte Trauer von 37 Jahren mit unbezähmbarer Wucht aus mir herausbricht – hier vor der versammelten Klinik, vor so vielen Menschen. Es gelingt mir, mich wieder zu fangen. Der Kloß ist immer noch da, aber er erscheint jetzt nicht mehr ganz so beängstigend und bedrohlich.

Ein Fax von F. Er freut sich, dass ich ihn am 16.5. besuchen komme. Ein Gefühl wohliger Wärme strömt in meinen Bauch. Ich tanke Energie mit jedem Atemzug. Bewusst nehme ich all die körperlichen und emotionalen Veränderungen wahr, die diese paar Zeilen von F. bei mir auslösen: Der Herzschlag beschleunigt sich und pumpt einen warmen Strom in meinen Bauch, die Knie werden angenehm weich, der Atem beschleunigt sich und wird gleichzeitig tiefer, in den Schläfen pocht es sanft und rhythmisch, die Bewegungen werden weicher und sinnlicher, das Bedürfnis nach Berührung wächst ...

Und der Kloß ist weg!

Dieses Grundgefühl der Liebe bleibt den ganzen restlichen Tag über. Das Fax habe ich an meine Wand gehängt, neben das Foto und die Karte, die bei dem Blumenstrauß war, und ich brauche diese Ikonen nur anzusehen, um das tiefe, angenehme Gefühl zurückholen zu können. Der Rest des Tages verläuft gelöst und heiter ...

Diese Offenheit und positive Energie drücke ich nachmittags mit meinen Tonfiguren aus.

Wenn ich aus der Klinik komme, steht mir ein Neubeginn bevor – beruflich und beziehungsmäßig. Ich wünsche mir, dass ich hier in H. meine zerstörerischen Energien soweit in positive Kräfte umzuwandeln in der Lage bin, dass sich nicht die immer und immer wiederkehrenden alten Muster wiederholen und aus dem zarten und filigranen Netz nicht wieder ein Scherbenhaufen wird, der mich glauben macht, mal wieder die Arschlochkarte gezogen zu haben.

Wochenbericht
vom 11.5. bis 17.5.1998

Die Erkenntnisse der Woche:

Raum: *Ich habe Angst, nicht genügend Raum zu haben und muss dafür kämpfen, ohne mich von den Größeren und Stärkeren zerquetschen zu lassen. Um mir den notwendigen Raum zu verschaffen, muss ich mich ständig bemerkbar machen, das heißt: etwas tun.*

Second-Hand-Emotion: *Ich bin unfähig, Gefühle der Wut, Trauer und Verzweiflung in der Öffentlichkeit herauszulassen, bin aber eine gewiefte Mitfühlerin. Das heißt: Ich lasse andere meine Gefühle ausleben und zehre selbst von der Erleichterung (die in Wirklichkeit nur eine kurzzeitige ist).*

In dieser Woche mache ich mehrfach die Erfahrung, dass Gefühlsäußerungen, wenn ich sie überhaupt herauslasse (Weinen oder Lachen), sich verselbständigen, außer Kontrolle geraten und in ein der Situation und dem Kontext unangemessenes Heulen oder Lachen münden. Aus Angst davor halte ich viel zurück und sammele so lange, bis es überläuft.

Aktivität: *Beim Durchgehen meines Zeit-, Aktivitäts- und Terminplanes stelle ich fest, dass ich ziemlich viel zu tun habe. Beinahe beängstigend viel. Und fast alles bezieht sich auf Öffentlichkeit (sprich: Ver-Öffentlichungen). Das heißt: Ich gebe viel von mir und meiner Energie nach außen ab. Jetzt wird mir der Zusammenhang zwischen der Angst, nicht genügend Raum zu haben, und meinem extrovertierten Verhalten etwas klarer: Die Hyperaktivität ist eher ein Schrei: „Hallo, hier bin ich! Ich möchte gesehen und beachtet werden. Aber Vorsicht! Bitte nicht tottrampeln!“*

Ventile: *Ich habe als Frau von meiner Mutter das mitbekommen, was sie schon von ihrer Mutter und diese von ihrer Mutter übernommen hat. Ich kann es nicht weitergeben, weil ich keinem Kind, weder Mädchen noch Junge, das Leben schenken werde. Also staut sich alles in mir, und ich versuche manchmal, unbeholfen und verzweifelt den Druck nach außen abzuleiten, indem ich sehr viel tue. Der Druck kommt zurück, weil nichts wirklich abfließt. Da steckt mehr dahinter, auf das ich hoffentlich in der nächsten Phase meines Prozesses stoßen werde.*

Abschied: *Habe ich Angst, verlassen zu werden? Sicherlich! Wer hat die nicht? Habe ich übermäßige Angst, verlassen zu werden? Nicht, dass ich wüsste. Bisher war ich immer diejenige, die Menschen oder Situationen verlassen hat – vielleicht, um dem Verlassenwerden vorzubeugen? Bin ich irgendwann mal verlassen worden, und habe ich darunter gelitten? Ich kann mich nicht erinnern. Ich spüre, dass da etwas ist, und habe das Bedürfnis, mich dort näher heranzutasten.*

Beziehung: *Derzeit kaum entwirrbares Chaos und eine Ansammlung an Sackgassen in der bestehenden Beziehung. Dafür blühen die zarten Knospen meiner ganz und gar anderen Beziehung zu F. allmählich auf. Ich möchte das in H. Gelernte anwenden können. Innehalten, in mich hineinfühlen, was gerade da ist, und spüren können, ob es das ist, was der andere jetzt braucht, oder ob ich gar etwas brauche ... Da gibt es noch viel zu tun!*

Wochenbericht vom 18.5. bis 24.5.1998

Manie-Fest

Ich heiße Marianne Kestler und bin nicht mehr als ein Name.

Ich bestehe aus Worten und Sprache, definiere mich nahezu ausschließlich über Sprache als einzige wirkungsvolle Ausdrucksmöglichkeit. Und darin bin ich erfolgreich, von den Früchten meiner Sprachkunstwerke ernähre ich mich (und entferne mich dabei immer weiter von mir selbst). Mit Gesten und Körpern kann ich nichts anfangen. Das habe ich nie gelernt. Die emotionale Rhetorik ist mir fremd. Ich empfinde sie als Fremd-Sprache – sie überfällt mich ganz überraschend, und mein Wort-Schatz versagt. Ein verwirrtes Knäuel von Gefühlen im Handgepäck, trete ich eine permanente Flucht nach vorn an, sammele weitere Gefühle wie Souvenirs und stopfe sie zu den anderen in den Sack, der immer schwerer und praller wird. Hin und wieder bricht eines dieser Gefühle aus dem Sack aus – an unpassender Stelle und bei unpassender Gelegenheit. Der Sack wird kurzzeitig etwas leichter, aber ich fahre mit meiner Sammlertätigkeit als Touristin im Leben fort. Dabei ernähre ich mich von Wörtern, verdaue sie zu Worten und scheide Texte aus.

Ich heiße Marianne Kestler und habe keine Ahnung, wer oder was ich bin ...

Ich habe einen Namen, kann mich benennen – und bin doch sprachlos geworden.

Ich suche Namen für Phänomene. Ich übernehme Begriffe, die Phänomenen seit Generationen zugeordnet sind, und übertrage sie auf all das, was mich emotional sprachlos macht. Warum? Weil ich versuche, mich und die Welt, in der ich lebe, zu be-greifen. Wie ein kleines Kind. Begriffe sind nie die Wirklichkeit selbst.

Begriffe beinhalten Bestandteile von Gefühlen. Gefühle haben ihre ureigene Wirkung, ihre ureigene Wirklichkeit. Gefühle können wir nur in Bildern sprachlich ausdrücken ...

In diesen Bildern lebe ich – oft hilflos, verständnislos, schutzlos und ausgeliefert, wie ein kleines Kind. Tun wir das nicht alle, ohne es zu merken, ohne es wahrzunehmen? Kann das Bewusstsein dieser Hilflosigkeit und Schutzlosigkeit nicht eher schaden als nutzen? Soll ich diesem allmählichen Bewusstwerden einen Namen geben, soll ich ihm Begriffe zuordnen? Wenn ich darauf eine Antwort hätte, dann hätte ich einen Wochenbericht geschrieben ...

Wochenbericht vom 25.5. bis 31.5.1998

Die Erkenntnisse der Woche:

Beachtung: *Ich definiere mich beinahe ausschließlich über das, was ich tue, und nicht über das, was ich bin. Bei dieser Erkenntnis war ich schon mal. Dahinter steckt ein Bedürfnis nach beziehungsweise ein beinahe zwanghafter Kampf um Beachtung und die Angst, übersehen, nicht beachtet zu werden.*

Was tue ich, um die vermeintliche Beachtung zu erlangen? Hier das Zwischenergebnis des inneren Tagebuches dieser Woche: Ich gehe mit Konflikten und Konfliktsituationen spielerisch um bis hin zu Ironie und Sarkasmus. Mein Witz, meine Schlagfertigkeit und mein Mut in diesen Dingen bringt mir von außen Bewunderung und Achtung ein. Ich bilde mir daraufhin ein, dass ich, um diese „Achtung“ zu erhalten, die Erwartungen an mich, immer so zu handeln, nicht enttäuschen darf. Damit ge-

rate ich in einen Aktivitätszwang, der mit Beachtung nur noch wenig zu tun hat.

Notbremse: *Ich stehe unter einem Leidensdruck und bin hier, um daran für mich etwas zum Positiven zu verändern. Für MICH, nicht für die Klinik oder die Therapeuten. Kognitiv und abstrakt ist mir das klar. Jedes Mal, wenn ich auf eine Thematik stoße, in die es sich lohnen würde tiefer hineinzuschauen, hole ich tief Luft, nehme Anlauf, starte, beschleunige und – ziehe dann plötzlich doch schnell wieder die Notbremse. Was steckt dahinter? Angst vor dem Öffnen? Angst vor der Tiefe? Ich bin ratlos.*

Form: *Ich bin zwar sehr emotional, kann aber dennoch mit Gefühlen nur schwer umgehen, insbesondere, wenn es darum geht, sie nach außen zu zeigen. Bevor ich in aller Öffentlichkeit spontan wütend werde, verpacke ich diese Wut erst einmal in eine ästhetisch akzeptable Form und kann dann in Worten oder Bildern darstellen: Ich bin wütend. Ein Schlüsselerlebnis war die Arbeit in „Kreative Medien" in dieser Woche. Ich zeichnete meine Wut gegenständlich als ausbrechende Vulkane und feuerspeiende Drachen, anstatt einfach wild mit Farben auf das Blatt Papier loszugehen. Das Resultat ist nach außen zunächst beeindruckend (weil bewusst und gewollt ausdrucksvoll gestaltet), sagt aber nichts über mein ganz persönliches Wutgefühl aus. Damit habe ich mal wieder geschickt das „Zudeck-Register" in der Notbremse-Prozedur gezogen.*

Diagnose(n): Meine Diagnosen seit 1990

– depressive Dekompensation
– endogene Depression
– neurotische Depression

– Burnout-Syndrom
– Psychose
– Borderline-Persönlichkeitsstörung
– zyklothyme Störung
– endogene Psychose manisch-depressiver Ausprägung
– chronifizierte Hypomanie

Dabei ist alles so einfach: Es gibt ein paar Dinge, für die ich auf Rollerskates durch die Wüste gehe, wenn's sein muss. Die Frage ist nur: MUSS es denn wirklich sein?

Das Motto der Woche:

Nullum ingenium magnum sine mixtura dementiae fuit. (Seneca – frei übersetzt: kein Genie ohne Wahnsinn)

Wochenbericht
vom 1.6. bis 7.6.1998

Die Erkenntnisse der Woche:

Beziehungsmuster: *Ich begebe mich von vornherein in Situationen – vor allem Beziehungen –, bei denen ich mir vorher an zehn Fingern abzählen kann, dass es früher oder später zum Konflikt kommt. Es kommt dann auch zum Konflikt, weil ich am Anfang mein Helfersyndrom auslebe und damit mein Gegenüber von mir abhängig mache. Diese Abhängigkeit wird mir schließlich zu viel. Ich ergreife die Flucht.*

Was das mit den nicht erfahrenen Grenzen in meiner Kindheit zu tun hat, ist mir derzeit noch völlig schleierhaft.

Tod: *Meine in drei Tagen und drei Nächten entstandene Autobiografie – oder zumindest der Teil davon, den ich ins Internet gestellt habe – trägt den Titel: „Am Anfang* *war der Tod". Er setzt am 17. Mai 1979 ein. Seitdem bin ich tot, umgebe mich mit einer Überdosis künstlicher Lebendigkeit und sprachlicher Unantastbarkeit. Ich bin seit 20 Jahren tot, tot, tot! Und alle meine verzweifelten Versuche, diesen Zustand auch real zu erreichen, wurden verhindert. Ich wurde meines Rechts beraubt, mich selbst für oder gegen das zu entscheiden, was mir wirklich gehört: das Leben! Meine Entscheidung, dem Leben ein Ende zu setzen, wurde nicht respektiert, verhöhnt, nicht ernst genommen, vergewaltigt wie mein Körper.*

Ich habe eine Alternative gefunden: Ich habe mich umgebracht! Das, was jetzt noch da ist, ist eine Farce, eine leere Hülle, die sich wie ein Außerirdischer von menschlichen Gefühlen nährt und unmenschliche Gefühle wieder auskotzt. Deswegen umgebe ich mich mit einer Überdosis Lebendigkeit (damit es dann wenigstens auch noch richtig wehtut!).

Meine Entscheidung gegen das Leben ist immer noch da, unwiderruflich und das Einzige, das mir gehört! Wenn jemand stirbt, der mir nahe steht, dann empfinde ich keine Trauer, sondern Neid darauf, dass der-/diejenige jetzt da ist, wo ich gern wäre: im NICHTS!

Der toten Frucht einer Vergewaltigung meines weiblichen Körpers soll ich jetzt, 22 Jahre später, das zeigen, was ich abgrundtief verabscheue: das ***LEBEN!*** *Ich empfinde weder Verbundenheit noch Nähe zu diesem fiktiven Etwas, das vor 22 Jahren nichts anderes war als ein weiterer Klumpen Blut nach all dem Blut des gewaltsamen Übergriffs auf meinen Körper. Ich* ***hasse*** *diesen Klumpen Blut! Jeden Monat neu! Vielleicht passt es ja, diesem Dreckstück unverblümt diese dreckige Welt zu zeigen. Schonungslos und brutal! Das passt zur ganzen Entstehungsgeschichte! Hey Baby, siehst du den Säufer da unten auf dem Bürgersteig in seiner eigenen Kotze. Guck genau hin!* ***DAS*** *ist die Welt! Willst du wissen, wo* *du herkommst? Na dann gehen wir mal runter in die Katakomben der algerischen Auswanderer 1977 in Frankreich und schauen uns all die Folterungen und Frauenschändungen mal aus der Nähe an! Hey Baby,* ***DAS*** *ist die Welt! Herzlich willkommen! Hey Baby, ich geh aus dieser Welt heraus, weil ich sie nicht aushalte. Vielleicht hast du ja mehr Kraft. Viel Glück dabei!*

So, damit hab ich mich mit dem Teufels-Fötus versöhnt und hoffe, dass jetzt alle (außer mir) zufrieden sind!

Aber eigentlich kann es mir ja scheißegal sein! Ich bin seit 20 Jahren tot! Sonst wäre ich jetzt nicht in H., sondern wirklich unter der Erde oder ein Häufchen Asche in einer Urne ...

Das Motto der Woche:

Es gibt keins! Ich brauche Hilfe, weil ich meinen Tod nicht mehr aushalte!

Wochenbericht
vom 8.6. bis 14.6.1998

Die Erkenntnisse der Woche:

Muster: *Ich habe mich als Kind und auch später nicht ernst genommen gefühlt. Ergo habe ich Strategien und Verhaltensweisen entwickelt, die derart ausdrucksstark und wirkungsvoll waren, dass andere gar nicht anders konnten, als auf mich aufmerksam zu werden beziehungsweise mich zu beachten. (Ernst genommen wurde ich deswegen noch lange nicht – ich habe es seinerzeit lediglich damit verwechselt!)*

Den Missbrauch und die Abtreibung habe ich zwar bei meinen Eltern damals mal angesprochen, aber es ist mir nicht so recht geglaubt worden. „Du hattest als Kind schon eine blühende Phantasie." (Originalzitat meiner Mutter 1977). Die hatte ich in der Tat. Mit knapp vier Jahren ging ich in diesen autoritären Kindergarten, wo ziemlich strenge Sitten herrschten. Es wurde gegessen, was auf den Tisch kam – und vor allem der Teller leer. Ich hatte damals eine Blinddarmentzündung und konnte nicht essen. Die Kindergartentante band meine Arme hinten an der Stuhllehne fest, damit ich mich nicht wehren konnte, und stopfte mir dann das Essen gewaltsam in den Mund. Ich musste umgehend kotzen, mitten auf den Teller. Gewaltsam und unerbitterlich fütterte sie mir das Erbrochene wieder rein.

Als ich meinen Eltern davon erzählte und sie anflehte, nicht mehr in den Kindergarten gehen zu müssen, schüttelten diese den Kopf über meine blühende Phantasie ...

Auf die Weise habe ich gelernt, dass es besser ist, die Dinge, die wirklich wichtig sind, für mich zu behalten und stattdessen unwichtige Dinge wirkungsvoll auszudrücken. Damit habe ich mich selbst schützen wollen, mich aber gerade dadurch in meinem Dasein abgelehnt und totgemacht. So habe ich gelernt, mich systematisch selbst zu zerstören – dann kann mir wenigstens kein anderer mehr wehtun ...!

H. ist das Haus der misshandelten Kinder. Diese Kinder treffen hier aufeinander, sind mittlerweile 20, 30, 40, 50, 60 Jahre alt und haben nicht nur diesen Schmerz über Jahre und Jahrzehnte zugedeckt mitgeschleppt, sondern auch über Jahre und Jahrzehnte Strategien des Schutzes und der Abwehr entwickelt und sich damit selbst Schäden zugefügt, die jetzt und hier und heute – auch mit intensiver Psychotherapie – irreparabel sind. Misshandelte Kinder – zerstörte Menschenleben. Ich gehöre dazu.

Beziehungsgeflecht: *Na Klasse! Jetzt wollte ich eigentlich eine Super-Interpretation aufs Parkett legen, anhand* *der mir gestellten Hausaufgabe (ein Bild malen mit mir in der Mitte und den Bezugspersonen um mich herum, samt Darstellung der subjektiven Nuancen in Nähe und Distanz) ... und dann fängt das Dilemma schon damit an, dass ich überhaupt nicht in der Lage bin, ein solches zu malen. Nach dem vierten zerrissenen Bogen gebe ich auf und stelle frustriert fest, dass ich es noch nicht einmal auf die Reihe kriege, mir darüber im Klaren zu sein, was und wie viel ich wem von mir preisgeben würde. Ich glaube, ich bin hier an ein Thema geraten, an dem ich unbedingt weiterarbeiten sollte.*

Tod: *Immer noch ein Thema! Am Dienstag, den 16. Juni, jährt sich mein bislang heftigster Suizidversuch. Ich verspüre das Bedürfnis nach einem Ritual, einem Ritual, um diesen Tag zu ehren. Der Tod ist immer noch ein (möglicher) Weg für mich. Ich brauche diese Perspektive der freien Entscheidung, um überhaupt weitergehen zu können. Deswegen respektiere ich meine bewusste Wahl vom 16. Juni 1997 als etwas mir Eigenes. „Es gibt diesen verdammten Unterschied zwischen depressiven Anteilen, die kränken, und dem Empfinden, dass das Leben an sich schon eine Kränkung sei.“*[7]

Das Motto der Woche:

Wer im Schlachthaus sitzt, sollte nicht mit Schweinen werfen!

---

[7] Thomas Bock: „Achterbahn der Gefühle“, Herder-Verlag, Freiburg i. Br., 1998.

Wochenbericht
vom 15.6. bis 21.6.1998

Die Erkenntnisse der Woche:

Depression: Dienstag, 16.6.1998

Heute vor genau einem Jahr lag ich, voll gepumpt mit 90 Benzodiazepinen in meiner eigenen Kotze auf dem Wohnzimmerteppich. Danach drei Tage im Koma, künstlich beatmet und festgeschnallt. Und nach alldem sollte ich wieder einfach so weiterleben. NEIN! Alles, was ich brauche, um zu überleben – vielleicht auch um zum Leben ja sagen zu können –, ist eine Bestätigung, dass mein Leben mir gehört, mein eigenes ist und dass ich dafür die Verantwortung trage. Im Speziellen: Wenn ich es beenden will, dann habe ich ein Recht darauf, dies zu tun. Damit könnte ich leben!

Mittwoch, 17.6.1998

Der Absturz in die Depression scheint unaufhaltsam, und ich bin machtlos, hilflos. Die Energien schwinden, die Konzentrationsfähigkeit lässt täglich nach. Ich kann nicht mehr lesen – und erst recht nicht mehr schreiben. Schlafen klappt auch nur maximal drei Stunden pro Nacht. Es ist, als könne ich mir selbst mit gefesselten Händen beim Sturz ins schwarze Loch zusehen. Tränen. Immer wieder Tränen. Viele behalte ich für mich oder heule mich im stillen Kämmerlein leer. Einige trage ich aber auch nach außen und – das ist eine neue Erfahrung – werde von der Gemeinschaft aufgefangen und ein Stück weit getragen, bevor ich weiter falle. Ich weiß und spüre, dass mich niemand wirklich auffangen kann, bevor ich unten auf dem Boden des schwarzen Loches aufgeknallt bin. Erst dann kann ich wieder handeln, wieder von vorn anfangen, ganz von vorn.

Ich werde weich, immer weicher, durchlässiger, poröser, schutzloser – im Endeffekt wie ein hilfloses kleines Kind. Ich klammere mich an die Klinik, lasse mich in den Schoß der Gemeinschaft fallen, tragen und wiegen. Je mehr ich loslasse, desto schutzloser und verletzlicher werde ich. Und doch lässt sich auch dieser Prozess jetzt nicht mehr aufhalten, nicht mehr willentlich beeinflussen oder steuern. Ich lasse mich fallen – und mache die neue Erfahrung, aufgefangen zu werden. Viele der geweinten Tränen sind Rührung, Berührung und damit ein Stück Erleichterung.

Woher kam jetzt dieser plötzliche Umschwung in die grauen Tiefen der Depression? Ich glaube, diese Frage ist gar nicht so wichtig. Jedenfalls lange nicht so wichtig wie die Quintessenz dessen, was mich so verletzt hat, dass ich abgestürzt bin. Gekündigt wurde mir von meinem Arbeitgeber wegen meiner dauerhaften psychischen Behinderung. KRANK!? Als ich mich aus der Psychose-Diskussion in der Gruppentherapie elegant als Außenstehende herausschleichen wollte, holte Herr R. mich mit einem „Moment mal, Sie haben da doch auch so Ihre Erfahrungen" zurück in den Kreis der Psychotiker. KRANK???!!! Krank sein heißt ausgegrenzt sein. Nicht mit den anderen Kindern spielen dürfen, keine Schokolade essen. Krank sein fühlt sich an, als sei ich nicht komplett, keine ganze Person, so, als fehle mir ein Teil, der zum Leben wichtig ist. Will ich denn überhaupt leben? Stärker als je zuvor spüre ich, dass da nichts Lebendiges mehr in mir ist, seit 20 Jahren nicht mehr. Was war davor? Will ich davon überhaupt noch etwas in mir haben? Ich habe mir das Leben genommen – zumindest psychisch –, und deswegen bin ich jetzt krank? Psychotisch? Das tut einfach alles ziemlich weh! Aber hier in H.

darf ich einfach da sein. Mit meinem Schmerz. Mit meinen Tränen. Mit meiner Hoffnungslosigkeit und Verzweiflung. Ohne mich zu schämen, schwach und krank zu sein. Im Gegenteil: Hier empfinde ich es als eine Kraft, endlich in der Lage zu sein, mich zu öffnen, loszulassen, mich zu zeigen. Dazu braucht es tatsächlich sehr viel Kraft, larvierte Kraft, die sich hinter dem steigenden Leidensdruck versteckt. Ich fange an, mich zu spüren und das, was ich da entdecke, anzunehmen. Danke, H., es tut gut, in diesem Moment hier zu sein!

Das Motto der Woche:

Wo kämen wir denn hin, wenn jeder sagen würde: „Wo kämen wir hin" und niemand ginge, um zu sehen, wohin man käme, wenn man ginge.

Wochenbericht
vom 22.6. bis 28.6.1998

Die Erkenntnisse der Woche:

Kraft versus Manie: Der Traum

Die Woche ist von einem zunehmenden Erschöpfungszustand geprägt, so als sei alle Energie aus mir herausgesaugt worden. Der ganze Zirkus mit der Kündigung und die große Frage nach meiner existentiellen Zukunft lösen in mir eine verzweifelte Resignation, eine Art Versteinerung aus. Mit maximal drei Stunden Schlaf pro Nacht werde ich immer ausgelaugter, immer erschöpfter, passiver, verzweifelter und hilfloser.

In der Nacht von Dienstag auf Mittwoch habe ich einen rätselhaften, aber irgendwie auch Kraft bringenden Traum:

Ich gehe durch die Gänge des Firmengebäudes bei B. Statt auf Teppichboden laufe ich auf Sand. Ich steuere zielstrebig auf mein Büro zu. Herr K. sieht mich vorbeigehen. Ich sehe ihn auch, aber wir grüßen einander nicht. Er tut so, als habe er mich nicht wahrgenommen und schleicht sich davon. Ich betrete den Büroraum. Dort sitzen einige meiner Mitarbeiter an ihren Schreibtischen und PCs. Zwei davon sind Mitpatientinnen aus H., die ich freudig begrüße. Wir haben uns lange nicht mehr gesehen, und es gibt viel zu erzählen. Dann beginnen wir, über die Missstände in der Firma zu diskutieren, und stellen fest, dass hier mal gehörig aufgeräumt werden sollte. Darüber sind wir uns alle einig. Jetzt reden alle Mitarbeiter mit, und wir schimpfen gemeinsam auf die Firma. Ich steigere mich derart in meine Wut, dass ich einen PC zertrümmere. Davon angesteckt, beginnen nun auch alle anderen damit, das Büro kurz und klein zu schlagen. Mir macht das sehr viel Spaß, ich zerhacke Schreibtische, werfe mit Sand und gehe auf in der reinen Zerstörungslust. Bis ich bemerke, dass die anderen inzwischen zu weitaus gewalttätigeren Methoden gegriffen haben und anfangen, sich gegenseitig zu zerstören. Die Zerstörung hat sich verselbständigt. Ich bekomme Angst. Als ich sehe, dass einer der Mitarbeiter ein Fenster samt Rahmen herausreißt, es zerschlägt und mit den Scherben meiner Mitpatientin den Bauch aufschneiden will, schleiche ich mich heimlich und voller Angst aus dem Raum.

Direkt vor der Tür stoße ich auf eine Polizistin. Sie kennt mich noch aus der Psychiatrie und fängt an zu lachen, als sie mich sieht. Aus dem Lachen wird nach und nach ein hektisches, nervöses Kichern, und ich weiß, sie kann mir nichts tun.

Trotz der nur drei Stunden Schlaf in dieser Nacht fühle ich mich beim Aufwachen sehr kraftvoll und energiegeladen. Ich spüre, dass der Traum mir gut getan hat, dass ich meine Kraftlosigkeit mit einem Traum kompensiert habe. In der Einzeltherapie am Vormittag habe ich dann Gelegenheit, diesen Traum zu deuten:

Die einzelnen Personen, die darin vorkommen, sind jeweils Anteile von mir. Durch das nachträgliche Einnehmen der jeweiligen Perspektive kann ich meine einzelnen Teile und auch den Gesamtzusammenhang verstehen. Der Kollege K. repräsentiert meine Verschlossenheit den eigenen Gefühlen gegenüber. Er steht stellvertretend für den Teil in mir, der durch eine Art Secondhand-Erleben kurzfristig sich selbst Erleichterung verschafft. Der gestalt- und gesichtslose Kollege, der das Fenster zertrümmert und meine Freundin damit bremsen will, repräsentiert den Teil in mir, der den sinnlosen Sinn der Manie vehement verteidigt und dabei notfalls über Leichen geht. Die Verselbstständigung der lustvoll erlebten Zerstörung und der damit einhergehende Kontrollverlust sind nichts anderes als die Manie: zu Anfang all meine Ausstrahlung, Kraft und mitreißende Energie, dann das Umschlagen in einen gewaltsamen Ablauf, der sich nicht mehr stoppen, nicht mehr kontrollieren, nicht mehr bremsen lässt. Die Tatsache, dass ich inmitten meiner realen Kraftlosigkeit in einer depressiven Phase von der Manie träume, zeigt meine tiefe innere Sehnsucht nach Kraft und Energie, wie ich sie aus meinen manischen Phasen kenne.

Ein weiteres Wort zu der kichernden Polizistin: In meinem Traum erfüllt sie eine Art Schutzfunktion – als Polizistin ist es ihre Aufgabe, das innen herrschende Tohuwabohu wieder zum Stillstand zu bringen, und gleichzeitig weiß ich, dass sie mir nichts tun kann, obwohl ich an der ganzen Situation Schuld bin. Das Kichern ist eigentlich mein Kichern und erinnert mich an eine ganz konkrete Begebenheit während meiner Einweisung in die Psychiatrie im Februar. Durch die wachge-

rufene Erinnerung an diese Situation verstehe ich jetzt auch die Rolle der Polizistin. Sie steht für die schützende Psychiatrie und für die Klinik H. Die Psychiatrie habe ich damals als einen Schutzraum vor meiner eigenen grotesken Selbstzerstörung erfahren. H. erlebe ich als einen Ort, an dem ich mit meinen inneren Zerstörungskämpfen sein kann, ohne dafür bewertet oder verurteilt zu werden.

Nachdem ich diesen Traum als etwas mir sehr Eigenes begriffen habe, ist mir klar geworden, dass ich in ihm meine Selbstheilungskräfte mobilisiert habe: einen Gegenpol zum Sumpf der Depression, eine Kraftquelle. Es gelingt mir, einen ganzen Tag lang von dieser Kraft zu zehren und mich wieder auf das Leben um mich herum, vor allem aber auf meine eigene Lebendigkeit einzulassen.

So passiert „Heilung" – ganz unerwartet und scheinbar im Schlaf ...

Grenzen: *Bedingt durch meinen Schlafmangel erfahre ich die Strukturen der Klinik, insbesondere den vollen Stundenplan, mehr und mehr als Schikane, obwohl ich objektiv weiß, dass mich hier niemand schikanieren will. Die Aussicht auf das Sommerfest mit Menschenmassen und Pflichtveranstaltungen am Wochenende schürt meine Wut, meine Auflehnung nur noch mehr. Ich spüre, dass dies alles die Grenzen meiner derzeitigen Kraftreserven überschreitet und bin in den Therapiegruppen zwar physisch anwesend, dafür aber geistig abwesend und emotional scheinbar nicht vorhanden. Gemeinsam mit anderen Mitpatienten lebe ich meine Wut im Raucherhaus aus und habe hinterher den Eindruck, als herrsche in der gesamten Klinik zur Zeit eine Therapiemüdigkeit vor, nebst Resignation und Auflehnung gegen die Strukturen. Ich habe das Gefühl, die Klinik gerät aus den Fugen – mögli-*

cherweise übertrage ich dabei mein inneres Erleben auf die Außenwelt!?

Das Motto der Woche:

„Menschen, die etwas nicht mehr aushalten, ertragen es noch lange. Dann plötzlich brechen sie aus – unerwartet und brutal.“[8]

Wochenbericht vom 29.6. bis 5.7.1998

Das Drama der Woche:

Die Situation: Arbeitsplatz

Inzwischen scheint sich eine vorübergehende Perspektive abzuzeichnen. Nach Auskunft verschiedener psychosozialer und sozialpsychiatrischer Dienste habe ich, falls der Landeswohlfahrtsverband der Kündigung meines Arbeitgebers zum 31.12.1998 zustimmt, umgehend mit Auslaufen des Krankengeldbezuges Anspruch auf Arbeitslosengeld im Rahmen der Nahtlosigkeitsregelung. Mit dieser Lösung könnte ich erst einmal leben und hätte auf diese Weise einen Spielraum, mich beruflich neu zu orientieren, wenn ich aus der Klinik komme. Mit etwas Angst sehe ich allerdings bereits den Amtsschimmel auf mich zu galoppieren.

Dummerweise hat mein Anwalt nichts kapiert, in der Firma angerufen und denen erklärt, ich wolle mich von dem Unternehmen lösen. Dies hat zur Folge, dass B. einen Auflösungsvertrag und die einmalige Zahlung einer Abfindung in Höhe von zwei Monatsgehältern vorschlägt, was mir wiederum die Sprache verschlägt. Mit den zwei

---

[8] Alexander Kluge: „Die Macht der Gefühle“, Essayfilm, 1984.

Monatsgehältern könnte ich gerade mal drei Monate überleben und hätte danach keinerlei Anspruch auf Sozialleistungen, geschweige denn Arbeitslosengeld. Ich bin mal wieder völlig hilflos und gleichfalls wütend. Den Anwalt versuche ich vergeblich per Telefon zu erreichen; mein voller Stundenplan sorgt dafür, dass es bei diesen Versuchen bleibt. Schließlich resigniere ich. Statt weiterer Telefonbemühungen verkrieche ich mich nach den Nachmittagsgruppen ins Bett und hole wenigstens ein bisschen Nachtschlaf nach.

Beziehung

Nach dem Gipfel der Grenzüberschreitung am vergangenen Wochenende fühle ich mich verletzt, überrannt, vergewaltigt, nicht ernst genommen, ausgenutzt und kontrolliert. Weil ich damit weder leben noch sterben kann, zeige ich G. endgültig die Rote Karte. Schluss, aus, es reicht jetzt! Mir geht es danach etwas besser. Bereits in der darauf folgenden Nacht setzt das Grübeln ein. War meine Reaktion angemessen? Selbst wenn sie es war, wo soll ich dann hin, wenn ich hier entlassen werde? Haushaltsauflösung, Wohnungssuche, Kampf um den Lebensunterhalt – alles rattert durch meinen Kopf. Die Nacht ist gegessen.

***

Das war sie gewesen, die Explosion, die man unweigerlich hatte kommen sehen. Es passierte während eines Sommerfestes, das nur für PatientInnen und ehemalige PatientInnen veranstaltet wurde. Ich hatte G. gebeten, an diesem Wochenende nicht zu kommen, weil ich sowieso wegen des Festes keine Zeit für ihn haben würde. Als ich am Sonntagmorgen mit zwei MitpatientInnen auf dem Parkplatz oberhalb des Klinikgeländes war, sah ich plötzlich G. in einiger Entfernung. Ich ging auf ihn zu, rief ihn – und schwupp, auf einmal war er verschwunden. Ich dachte, dass ich schon wieder Halluzis kriege und war nur mit Valium wieder zu beruhigen. Wie sich später am Telefon herausstellte, war G. das ganze Wochenende in Bad Kissingen und ist um die Klinik rumgeschlichen. Dabei plagte ihn sein schlechtes Gewissen, und er hatte sich deshalb in den Büschen versteckt, als ich ihn gesehen hatte. Das war es. Ich empfahl ihm, er solle es ebenfalls mit einer Therapie versuchen und ansonsten Schluss! Aus!

Im ärztlichen Bericht heißt es zu diesem Thema:

„In der Beziehung zu ihrem Lebenspartner wurde deutlich, dass sowohl dieser in den letzten Jahren sehr unter der Destruktivität der Pat. gelitten hatte, als auch, dass Frau K. unter seinen symbiotischen Verschmelzungswünschen litt. Ein ähnliches Muster kannte die Pat. aus der Beziehung zu ihrer Mutter. Die einzige Möglichkeit, zu ihr Kontakt zu haben, sei gewesen, sich von ihr vereinnahmen zu lassen. Dann sei jedoch kein Platz mehr für die Bedürfnisse der Pat. gewesen. Wir erarbeiteten mit der Pat. einen Weg, sich von ihrem jetzigen Partner zu trennen und in ein eigenständiges Lebensumfeld zu ziehen. Auch dabei wurde deutlich, wie schwer es der Pat. fiel, Verantwortung für ihre eigenen Entscheidungen zu tragen. Sie hoffte immer wieder, dass es einen Weg geben würde, die Trennung im Einverständnis mit ihrem Partner durchzuführen.“

***

Die Kerngruppe bestätigt die Angemessenheit meiner Reaktion in diesem Falle. Das Grundproblem liegt ganz woanders, natürlich mal wieder in einem Muster! Derzeit ernte ich nur die Früchte der Zerstörung, die ich in den letzten beiden Jahren massiv betrieben habe. Ich musste zerstören, sonst wäre ich übersehen, verletzt, überrannt, vergewaltigt, nicht ernst genommen, ausgenutzt und kontrolliert worden – merken Sie was? Jetzt wird es allmählich spannend. Meine Mutter hat sich, als ich ein kleines Mädchen war, niemals ernsthaft Zeit genommen, sich zu mir zu setzen und mir zuzuhören, wenn ich etwas Wichtiges auf dem Herzen hatte, das ich loswerden wollte. Ich wurde bereits in diesem jungen Alter nicht ernst genommen. Das tat weh, denn Kinder sind auch Menschen. Also musste ich mich durch außergewöhnliches Verhalten bemerkbar machen. Dies lief auf zwei entgegengesetzten Schienen ab: Leistung und Über-Anpassung auf der einen Seite und blinde Zerstörungswut auf der anderen. (Ich war die beste Schülerin in meiner Grundschulklasse, dabei gleichzeitig die undiszipliniertteste – viele Klassenbucheinträge, Strafen und Elterngespräche.) So habe ich schon früh gelernt, dass Zerstörung mir Beachtung einbringt. Dieses Muster hat sich über die Jahre hinweg in mein Leben eingegraben, und wenn ich jetzt zurückblicke, dann wird mir einiges klar. Hilflos stehe ich allerdings derzeit dem Phänomen der Kettenreaktion gegenüber. Ich zerstöre, um beachtet beziehungsweise bemerkt zu werden. Vom Resultat dieser Zerstörungen fühle ich mich dann aber erneut überrannt, vergewaltigt, nicht ernst genommen, ausgenutzt und kontrolliert. Und der Kreis geht von vorne los – die Spirale in kaum entwirrbare Verstrickungen nimmt ihren Lauf.

Angst: *Übrig bleibt eine riesengroße Angst und Unsicherheit mir selbst, meinen Gefühlen und meinem Verhalten gegenüber. Ich habe ein Muster erkannt – aber kann ich es damit schon durchbrechen? Bin ich überhaupt lebensfähig als 37-Jährige, oder muss ich diese*

Entwicklung noch einmal vom Kleinkind-Status an durchlaufen? Wie lange dauert das? Und wie verhalte ich mich inzwischen? Kann ich meinen Gefühlen trauen? Wo führen sie mich hin?

„Das Kind hat eine blühende Phantasie." – „Du hattest ja schon als Kind eine blühende Phantasie." (Originalzitate meiner Eltern im Abstand von 20 Jahren) Und heute? Heute rase ich gerade in Höchstgeschwindigkeit auf den existentiellen Abgrund zu. Eben Achterbahn ...

Das Motto der Woche:

„Tätig ist man immer mit einem gewissen Lärm. Wirken geht in der Stille vor sich." (Peter Bamm)

Wochenbericht vom 5.7. bis 12.7.1998

Die Erkenntnisse der Woche:

Der Kontext: *Nach dem zerstörerischen Wochenende in der (noch) gemeinsamen Wohnung, an dem ich nachts in den Wald fliehen musste und auch dort keine Ruhe hatte, komme ich am Anfang der Woche allmählich, ganz allmählich aus dem Zustand des absoluten „No Future", „Alles ist kaputt", „Alle wollen mich fertig machen", „Mir passiert so etwas ja immer" ... und so weiter ... wieder herausgekrabbelt und fange langsam an, mir einen inneren Plan für das zu machen, was als Nächstes zu tun ist.*

Das Wochenende war der Horror. Die Partnerschaft ist kaputt, und ich weiß eigentlich selber nicht, warum ich hingefahren bin. Wollte wohl ein Stück Zuhause spüren, das es nicht mehr gibt. Was blieb, war der Rückzug ins Gästezimmer. G. wollte aber reden. Über unsere Beziehung. Er hatte eine Mängelliste vorbereitet, was alles nicht (mehr) funktioniert zwischen uns. Sauber strukturiert – mir war das zu viel. Es kam zum verbalen Kampf, und dann hab ich mein Handy geschnappt, bin barfuß im T-Shirt raus in den Wald gelaufen und habe mir die Füße aufgerissen an den Dornen. Unter einem Baum habe ich dann heulend in der Klinik angerufen. G. war mir nachgelaufen und wollte mir das Telefon entreißen. Es kam zur handgreiflichen Auseinandersetzung. Mitten in der Nacht habe ich mich ins Auto gesetzt und bin in die Klinik zurückgefahren. Barfuß und nur mit einem T-Shirt bekleidet.

Die Lebensunterhaltsproblematik entspannt sich nach einem Gespräch mit meinem Anwalt am Montag. Mit der Wirksamkeit der Kündigung meines Arbeitgebers habe ich zum 31.12. Anspruch auf Arbeitslosengeld und bekomme trotzdem noch eine Abfindung in Höhe von zwei Monatsgehältern. Uff! Ich kann etwas aufatmen und nehme mir vor, mich zunächst erst einmal auf die Intensivwoche Ende Juli zu konzentrieren und den Monat August komplett dafür zu nutzen, von der Klinik aus eine vorübergehende Unterkunft in der Region Frankfurt ausfindig zu machen, von der aus ich dann alles Weitere (Arbeitsamt, Jobsuche, Wohnungssuche, Haushaltsauflösung et cetera) erledigen kann.

Aber das wäre alles zu schön und zu einfach gewesen. Die nächste Hiobsbotschaft erreicht mich am Mittwoch. Die Krankenkasse verweigert eine weitere Verlängerung der Kostenzusage, und ich hätte um ein Haar Hals über Kopf abreisen müssen. Dank der Initiative der Klinik kann ich wenigstens noch bis zum 5. August bleiben. Das alles reißt mich wieder runter. Meine Angst vor der frühzeitigen Rückkehr in die (noch) gemeinsame Wohnung, in der in letzter Zeit, vor allem am vergangenen Wochenende, schlimme seelische Folter stattgefunden hat, steigt ins Unermessliche. Ich stürze wieder ab ins Nichts. Wie ich außerdem erfahre, sind zum Zeitpunkt meines verfrühten Entlassungstermines in der Wohnung noch G.'s Tochter mit Mann und zwei Kindern zu Besuch. Daher wird es keinen Millimeter Raum zum Atmen geben. Stundenlang hänge ich meinen Selbstmordphantasien nach. Mit 180 Kilometer pro Stunde auf einen Brückenpfeiler zurasen, den Gurt lösen – und ich hab endlich Ruhe vor diesen Quälereien ...

Heilsame Gegenpole: *In der Aggressionsgruppe spüre ich nicht nur, dass ich noch Kraft habe, sondern auch, dass ich diese Kraft steuern, ihr eine Richtung geben kann.*

Trost bringt am Mittwochabend A., mein Tischnachbar und Mitpatient. Der ist wegen einer Religionsneurose hier. Ein netter Kerl, wenn er nicht gerade den Rosenkranz betet. Wir verbringen viele Stunden miteinander im Raucherzelt und reden. Dabei werden wir Freunde. Ich lerne, wie schön es sein kann, sich einfach nur aneinander zu kuscheln, ohne irgendetwas zu müssen. Wahrnehmen, was da ist (Nähe, Wärme, Zuneigung), es genießen und weder an mich selbst noch an den anderen weitere Forderungen zu stellen. Lernen, dass es schöne Momente gibt und dass diese Momente auch dann noch schön sind, wenn sie längst Vergangenheit sind – lernen, dass sie schön bleiben.

Trost bringt auch U., die Verlagschefin, die meinen Roman drucken will, an dessen zweitem Teil ich noch arbeite (wenn ich gerade mal Zeit und Nerven habe). Sie beteuert mir gegenüber, dass sie an dem Manuskript wirklich interessiert sei – egal, wann es fertig wird. „Mach dir keinen Druck – wir haben keinen", sagt sie ehrlich, und ich spüre, dass das keine Floskel ist. Sie kennt aber nur die Teile im Internet, wo es um Psychomist geht.

Ein Jahr später wird sich herausstellen, dass das Thema viel zu komplex sei zum Veröffentlichen, weil es um alles Mögliche gehe und nicht um ein konkretes Thema. Ich solle doch Slots machen – das heißt mich auf einen Bereich konzentrieren, etwa Arbeit und Jobs, Partnerschaften oder nur Psycho-Erfahrungen. Mein Einwand, das Leben sei nun mal komplex, bleibt unbeachtet. Gut, dass ich das zu der Zeit noch nicht so realistisch sehe ...

In der „Psychosozialen Umschau" ist meine Rezension erschienen.

Trotzdem spüre ich, dass sich die Waage im Ungleichgewicht befindet, und zwar zugunsten dessen, was mich zerstört. Als Übergangslösung ist es mir gelungen, mich in eine Scheißegal-Stimmung zu katapultieren und das meiste mehr oder weniger mit Humor zu betrachten. Das hilft erst mal, nicht in irgendeiner Psychiatrie mit der Fliegenklatsche kleine Schweineengel zu jagen. Die Mühlen mahlen weiter.

Das Motto der Woche:

Aus dem Chaos sprach eine Stimme zu mir: „Lächle und sei froh; es könnte schlimmer kommen." Und ich lächelte und war froh. Und es kam schlimmer.

Wochenbericht
vom 13.7. bis 19.7.1998

Die Erkenntnisse der Woche:

Strategien: *Nach einem ziemlich ruhigen Wochenende, an dem ich die auf mich einstürmenden Ereignisse langsam verdaue und mir wie eine verletzte Raubkatze meine Wunden lecke, beginnt die Therapiewoche damit, dass ich beschließe, mit einem klaren Kopf auf den Scherben-*

haufen, der mich nach meiner Entlassung erwartet, zuzugehen, anstatt noch weiteren Schmerzen Zugang zu mir zu gewähren. Das Motto lautet: Stabilisierung! Ich lasse mich nur noch auf das ein, was mir Kraft spendet, und auf nichts mehr, was mich öffnet und noch verletzbarer macht, als ich ohnehin schon bin. Mir ist sehr klar, dass der 5. August für einen Entlassungstermin zu früh ist und dass ich – vor allem nach der bevorstehenden Intensivwoche – mindestens einen weiteren Monat zur Stabilisierung brauchte. Andererseits sehe ich dem Risiko einer mit einem großen VIELLEICHT versehenen Verlängerung eher angstvoll entgegen. Die Zukunft, die mich draußen erwartet, ist mehr als unsicher und schwammig. Sie zu bewältigen, erfordert ein großes Maß an Klarheit und festen Haltepunkten. Auch die Trennungsphase mit G. schreit geradezu nach Klarheit – zumindest von meiner Seite, damit ich auf sein Ich-liebe-dich-verlass-mich-nicht nicht mit einem Ich-hasse-dich-verlass-mich-nicht antworte und alles nur noch verschlimmere. Auch in der Beziehung – vor allem in der Trennungsphase – sind klare Strukturen ein Muss. Zu diesen eindeutigen Strukturen gehört auch ein feststehender und weitestmöglich planbarer Entlassungstermin und kein „Vielleicht komme ich dann und dann, vielleicht aber auch nicht“.

Meine Zukunft muss ich ebenfalls zeitlich planen. L. und U. bemühen sich für mich um einen festen Job in der Verlagsbranche. Als Einstiegstraining und Schnupperprobe kann ich eine Tagung mitorganisieren, deren Planung Mitte August mit einem Meeting in Köln beginnt. Auch hierfür ist meine klare Zusage oder Absage erforderlich. Ich freue mich auf eine Aufgabe und halte so eine Tagung für ein wichtiges Sprungbrett in die Branche. Ich muss baldmöglichst eindeutig zusagen können. Erst vom Sitz meines zukünftigen Arbeits- beziehungsweise Auftraggebers hängt mein neuer Wohnort ab.

Klar ist, dass ich übergangsweise eine Bleibe benötige, von der aus ich alle weiteren Schritte klären und planen kann. G.'s Entgegenkommen – er schafft mir innerhalb der (noch) gemeinsamen Wohnung einen Bereich (das Gästezimmer) mit Telefonanschluss (für Internet-Aktivitäten) – widerspricht seinen permanenten und penetranten Anrufen, Faxen und Briefen, in denen er auf eine verzweifelte und teilweise ziemlich grenzüberschreitende Weise versucht, die Beziehung zu retten und meine Liebe wiederzugewinnen. Er erreicht das Gegenteil damit: Meine Angst vor dem Entlassungstag wächst mit jedem Anruf und mündet am Mittwochabend in einen Wutanfall meinerseits. Habe ich denn monatelang gegen die Wand geredet?

Ich spüre zunehmend, wie sehr ich mich in der nächsten Zeit selbst schützen muss, um nicht von allem Anstehenden überrannt zu werden, den Überblick und – über ein Entgleiten der Dinge – die Dimensionen der Realität zu verlieren. Ich stimme also schlussendlich der Lithiumbehandlung zu, lasse mich auf ein Salz ein, das zur Herstellung von Wasserstoffbomben verwendet wird. Es schützt mich vor der Zeitbombe in mir.

Hilfestellung: *Ohne die verständnisvolle und ehrliche Anteilnahme meiner MitpatientInnen und TherapeutInnen in H. hätte ich wahrscheinlich bereits aufgegeben, was gleichbedeutend damit wäre, dass ich den Glauben an mich selbst und damit den Sinn des Weiterlebens völlig verloren hätte. Die Aggressionsgruppe bestärkt mich in dem Respekt vor meiner eigenen, mir innewohnenden Kraft. Wenn nötig, kann ich kämpfen wie ein Löwe und bis an meine körperlichen Grenzen gehen. Ich wusste noch gar nicht, wie weit diese Grenzen reichen und fühle mich nach der Übung sicherer und mehr in mir.*

Als ein heilsames Übungsfeld empfinde ich die passende Dosierung von Kontakt und Rückzug, die ich in dieser Woche bewusster wahrzunehmen versucht habe. Der Kontakt zu den anderen, mit denen ich in einem Boot sitze, denen ich viel von mir mitteile und mit denen ich viel teile, tut mir sehr gut. Gleichgültig, ob wir zusammen lachen oder weinen, einander Feedback geben oder einander trösten, Sympathien bekunden oder Distanz schaffen – die außergewöhnlichen Beziehungen zu anderen MitpatientInnen geben mir viel Halt, und ich erfahre dabei eine Menge über mich selbst (oder besser: über die Teile von mir, die ich in den letzten Jahren habe verkümmern lassen). Gelernt habe ich auch, hin und wieder nein zu sagen, ohne Angst, deswegen für immer verachtet zu werden. So konnte ich die Einladung von A. zum Eisessen am Dienstagabend aufgrund meiner Erschöpfung mit ruhigem Gewissen ablehnen und unseren gemeinsamen Freitag-Nachmittags-Ausflug in vollen Zügen genießen.

***

Der Klinik-Bericht sagt dazu:

„Vom Strukturniveau erlebten wir die Pat. auf Borderline-Ebene. Sie hatte wenig Fähigkeiten, tiefe Bindungen einzugehen."

***

Ich filtere aus der Therapie in H. das Heilsamste heraus und nehme es mit nach draußen. Es wäre schön, wenn ich noch mehr Zeit hätte, das Neu-Gelernte hier, in diesem geschützten Rahmen, weiter zu festigen. Tief in mir beginnt schon der Abschiedsschmerz zu nagen ...

Das Motto der Woche:

Das Paradies ist die Werbeabteilung der Hölle.

Wochenbericht
vom 20.7. bis 26.7.1998

Die Erkenntnisse der (Intensiv-)Woche:

Wer bin ich? *Richtig berührt hat mich diese Frage zum ersten Mal am Mittwochabend, nachdem ich von den Geschichten an der Saale und dem kleinen aber mächtigen Ritual der Schwimmkerzen auf dem Fluss zurückkam. Ich hatte wählen können zwischen einem Verwöhn-Abend mit Massage, Streicheln und Nähe und dem Spaziergang an der Saale mit Vorlesestunde bei Dr. W. Nach Massage und Streicheln war mir nicht – und schon gar nicht nach Nähe. Aus diesem Grund habe ich mich der kleinen Gruppe angeschlossen, die sich unten am Fluss Geschichten hat vorlesen lassen bis zum Einbruch der Dunkelheit. Das hat meinem inneren, aufgewühlten Kind gut getan. Früher hat man mir zwar Geschichten vorgelesen – aber die hatten nichts zu tun mit dem, was in der Wirklichkeit passierte. Die Geschichten am Fluss flossen wie Wasser in meine Seele. Am Ende haben wir Schwimmkerzen angezündet und im Dunkeln flussabwärts auf die Reise geschickt. Eine dieser Kerzen war ich mit meinem Leben, meinen Visionen, meinen Qualitäten und Schwächen, meinen Sehnsüchten und meinen Verletzungen. Die Beklemmung in meiner Brust, der Kloß in meinem Hals und schließlich die Tränen waren Ausdruck echter und tiefer Trauer. Trauer worüber? Ich empfand diese Intensivwoche als wohltuend für mich, als ein Verwöhnprogramm, dessen Weichen ich selbst mit der liebe- und rücksichtsvollen Begleitung meiner Therapeuten stellen konnte. Ich tue etwas für mich, ich tue mir etwas Gutes,* *und ich tue es bewusst. Für wen tue ich das? Ich tue es für MICH – aber: Wer bin ich? Dieses Mitleid erregende Geschöpf, dem ich eine volle halbe Stunde lang vor dem Spiegel gegenübergesessen habe? Ich habe dieses Spiegelbild ganz neutral betrachtet und mein Gegenüber aus der Außenperspektive beobachtet. Was ich da sah, war zuerst gar nicht so übel: eine recht hübsche Frau in Shorts, ein paar wilde Locken, rote Zehennägel, grüne Augen, runde Wangen – aber irgendetwas gefiel mir nicht. Es war kein Ausdruck in dem Gesicht. Als hinter mir eine Frau schreiend und weinend vor ihrem Spiegelbild zusammenbrach, wurde ich wütend. Wütend über die Emotionslosigkeit im Ausdruck meines Gegenübers. Wütend darüber, dass ich nicht selbst angesichts dieser Entdeckung weinen und schreien konnte. Das Gesicht im Spiegel verwandelte sich in eine Raubkatze – und schließlich in eine wilde Bestie mit ausgefahrenen Krallen. Dieses Wesen da im Spiegel, auf das ich am liebsten losgegangen wäre, war ich. Wer bin ich, die ich diese liebevolle und achtsame Betreuung um mich herum zum ersten Mal tief annehmen kann und gleichzeitig das Gefühl habe, nicht verdient zu haben, dass irgendjemand so viel Mühe an mich verschwendet. Zwei Gegensätze brodeln in mir:*

1. Ich bin dabei, mich anzunehmen, und empfinde Liebe und Anerkennung für mich und mein Dasein, mein Sosein, meinen Körper und mein Tun.

2. Ich habe ein schlechtes Gewissen, weil ich es nicht wert bin, dass so liebevoll mit mir umgegangen wird. Ich habe die absichtslose Liebe anderer und meine eigene Liebe zu mir selbst nicht verdient.

Das erzeugt Trauer. Wer bin ich? Jemand, der liebt und verachtet, geliebt und verachtet wird und beides als nebeneinander existierende Gefühlspotentiale noch nicht so ganz zulassen kann ... Noch trauriger stimmt mich dabei, dass ich mit all den gleichzeitig vorhandenen Gefühlen immer noch liebenswert bin – und dass ich das erst mit 37 Jahren in H. erfahre!

Lithium: *Am Mittwochabend hole ich meine erste halbe Lithiumtablette im Schwesternzimmer ab. Ein kleines, unscheinbares Ding. Der erste Schritt, mir den Fluchtweg in die Manie zu versperren und mich dem Leben zu stellen – nicht gegen mich, sondern zu meinem Besten, und vielleicht sogar zu meinem Schutz. Die Einnahme dieser Pille bedeutet mir zu viel, als dass ich sie im stillen Kämmerlein für mich allein schlucke. Ich nehme sie am Tisch ein, zusammen mit den Menschen, die mir nahe sind (Andreas, Bettina, Jürgen, Sabine und Thomas) und in deren Gesellschaft ich dieses kleine, aber wichtige Ritual der Tabletteneinnahme vollziehen kann. A. weiß Bescheid, und das tut sehr gut. Gut tut auch der Austausch mit B., der im Moment ziemlich kompliziert und schwierig ist, weil sie gerade akut in der Manie gefangen ist. Es tut gut, Gemeinsames zu entdecken – die Erinnerung an das Eigene in Verbindung mit dem Erschreckenden und meiner Sorge um B. Sie ist ein ganz anderer Mensch als ich. In unserer Lebensführung, unserem biographischen Hintergrund und unseren Charakteren sind wir grundverschieden. Was uns verbindet, ist die Erfahrung der Manie; und mit dieser Verbindung sind wir uns hier begegnet und waren uns auf Anhieb sympathisch, lange bevor sie wieder akut manisch wurde. Ich habe am selben Tag vor meinem eigenen Spiegelbild gesessen und vor dem Spiegel der Manie (den B. derzeit verkörpert). Beides enthält Teile von mir, und in beidem steckt etwas Liebenswertes. Auch in der Manie.*

Vor dem Weg mit dem großen Loch im Bürgersteig habe ich eine Verkehrsbarrikade errichtet (in Form von Lithium), um nicht versehentlich wieder blindlings diesen

Weg einzuschlagen und geradewegs mit meinem Elan in das Loch zu stürzen. Bevor ich anfange, nach neuen, alternativen Wegen zu suchen, sollte ich mir zuerst einmal über das Ziel im Klaren sein. Ich strebe nach Glück und Zufriedenheit, wie jeder. Ich habe eine Krankheit, die ich inzwischen annehmen kann – das heißt: die ich mit der Einnahme meiner ersten Lithium-Tablette auch als Teil von mir akzeptiert habe. Als Nächstes geht es darum, mir einen Ort zu suchen, an dem ich willkommen bin, niemandem etwas beweisen muss, mit meinen Qualitäten und Schwächen angenommen werde und selbst Glück und Zufriedenheit erfahren kann. Den Weg dorthin werde ich mit großer Achtsamkeit gehen. Und dennoch wird es immer wieder einmal Löcher im Bürgersteig geben, in die ich auch mal hineinfalle. Ich hoffe, dass die Löcher-Umgehungs-Strategie, wie ich sie hier in H. erfahren habe, mir als Erinnerung ein Herauskrabbeln aus diesen Löchern etwas leichter macht.

Manie: *Wir Menschen schöpfen grundsätzlich nur kaum zehn Prozent der emotionalen Möglichkeiten aus, die wir anlagebedingt haben. Darin ähneln wir den Benutzern von Microsoft-Software, die von ihrem Text-, Bild- oder Tabellenkalkulationsprogramm gerade mal die grundlegenden Funktionen nutzen und nicht all die spannenden Tools, die der intelligente Programmierer eingebaut hat. Manie und Depression sind Wege, alle diese Register zu ziehen, alles das auszuagieren, was auf der Skala nur möglich ist. Grenzenlose Euphorie und abgrundtiefe Leere. Beides wird durchlebt – es fehlt der Nutzen. Was hilft eine geniale Powerpoint-Präsentation mit allem multimedialen Schnickschnack, wenn dafür keine Zuhörer, kein Auditorium vorhanden sind? Das gibt zu denken – und: zu empfinden, wahrzunehmen, nachzuspüren! Und dann? Tränen! So bin ich!*

Sinnlichkeit? *Das Fest der Sinne? Meine Stimmung an diesem Tag, die langsame Vorbereitung einer Öffnung zu mir selbst und die dahinter stehende geballte Ladung Trauer machen mich unfähig zum Aushalten einer organisierten Sinnlichkeit. Genießen für Anfänger – vielleicht später einmal. Außerdem habe ich das alles bereits in der ersten Intensivwoche im April über mich ergehen lassen. Dabei habe ich gelernt, dass ich zwar fähig zum Genuss bin, aber eben nicht auf Kommando, in Dreiergruppen und unter vorgegebenen räumlichen und zeitlichen Strukturen. Vor allem dann nicht, wenn ich in einem ziemlich tiefen inneren Trauerprozess stecke, mitten in einer Geburt, auf dem Weg zu einer nie sicher zu beantwortenden Frage: Wer bin ich? Ich habe an diesem Abend meinen eigenen Weg gewählt, den Weg zum Fluss, der etwas in mir zum Fließen gebracht hat. Ein Gefühl der Liebe zu mir selbst und das Gefühl, getragen zu werden? Vielleicht. Mindestens aber die Tränen ...*

Das Motto der Woche:

„Eine lange Reise beginnt mit dem ersten Schritt.“ (Laotse)

***

Ich hefte auch diesen letzten Wochenbericht in den Ordner. Meine Bilder sind bereits von den Wänden abgenommen und stehen sorgsam zusammengerollt in einer Ecke. Die Bücher sind im Koffer verschwunden, ein Haufen Klamotten liegt auf dem Bett, zwei leere Reisetaschen stehen auf der Erde neben dem Schrank. Ich muss noch den Abschlussbericht schreiben. Ich fühle mich müde und dumpf und habe permanent den Geschmack von verkohlten Autoreifen im Mund. Lithium. Ich hasse es! Es nimmt mir das, was mir das Wertvollste war: meine Kreativität und meinen Schwung. Die Hände zittern. Auch das eine Gratiszugabe dieses Salzes. Unschlüssig schiebe ich den Kleiderhaufen hin und her, gehe erst mal eine rauchen, komme wieder und werfe alles wahllos in die Reisetaschen. Dann setze ich mich an meinen Schreibtisch und werfe das Notebook an. Sitze vor dem weißen Word-Bildschirm. Nach einer Stunde steht da außer der Überschrift *Abschlussbericht* immer noch nix. Ich gehe eine rauchen und treffe B. Aus einer Zigarette werden fünf und eine Lithium-Schimpf-Tirade meinerseits. B. versteht das. Als sie mit Neuroleptika voll gepumpt war, hing sie auch nur in den Seilen, wie sie mir erzählt. „Aber das geht doch nicht, Scheiße“, rege ich mich auf, „wenn ich hier rauskomme, muss ich vollkommen fit sein. Trennung, Haushaltsauflösung, Wohnungssuche, mich um den Lebensunterhalt kümmern und so weiter. Da kann ich nicht pillenbedingt in den Seilen hängen!“ B. versteht das alles. Aber helfen kann wohl keiner. Helfen muss ich mir mal wieder selbst, daran hat sich nichts geändert. Frustriert kehre ich an meinen Schreibtisch zurück. Und jetzt weiß ich, was ich mache: Mein Abschlussbericht wird eine Erklärung, warum ich keinen Abschlussbericht schreiben kann. Jawoll!

***

Abschlussbericht für den Aufenthalt in der Fachklinik H. vom 17.3. bis zum 5.8.1998

Aufgrund der extremen Nebenwirkungen der Lithium-Therapie (starke Geschmacksstörungen, Händezittern, Bleiaugen, Konzentrationsunfähigkeit, Vergesslichkeit, Zerfahrenheit, Zerstreutheit) ist es mir nicht gelungen, einen Abschlussbericht nach den vorgegebenen Kriterien zustande zu bekommen. Nach fünf Stunden Starren in die Leere (ein mir bislang unbekanntes Gefühl, wenn es um das Verfassen von Texten geht) habe ich aufgegeben.

Ich werde einen solchen Bericht nachreichen – falls gewünscht –, wenn ich das Lithium abgesetzt habe und die Nebenwirkungen losgeworden bin. In dem aktuellen Zustand bin ich nicht lebensfähig und -willig.

Klar geworden ist mir letztendlich, dass ich mich zwar schützen muss, es aber nicht kann. Mein eigener Boden (den ich hier in H. überhaupt erst einmal spüren gelernt habe) ist noch viel zu dünn und wackelig, um mich in den Trümmern meines bodenlosen, zerstörten Lebensumfeldes tragen zu können. Meine innere Mitte deutet sich gerade erst schwach an. Von der Klarheit und Festigkeit, die ich bräuchte, um konstruktiv mit der Situation, die mir bevorsteht, umgehen zu können, existierte bisher nur ein winziger, kleiner Trieb – lange nicht stark genug, um mir Halt zu geben. Das Lithium hat diesen kleinen Trieb wieder entwurzelt und verschlungen. Mit solchen Begleiterscheinungen könnte ich noch nicht mal irgendwo als Tippse arbeiten – geschweige denn Wohnungssuche, Bewerbungen, Haushaltsauflösung et cetera bewerkstelligen. Lithium hat mir bis jetzt großartig dabei geholfen, völlig den Überblick und das letzte Fünkchen Selbstvertrauen zu verlieren. Was steht an? Lithium absetzen, und zwar möglichst schon vorgestern.

Ich habe in H. viele schöne und positive Erfahrungen machen können. Eine der wichtigsten war es, mich fallen lassen zu dürfen, aufgefangen und getragen zu werden. Es ist mir sehr schwer gefallen, anzunehmen, dass mir Menschen etwas Gutes tun wollen. Ohne Kalkül. Es hat auch ziemlich lange gedauert, bis ich tief im Innersten gespürt habe, dass ich mich nicht ständig anstrengen muss, um als Ich angenommen und akzeptiert zu werden; dass ich niemandem etwas beweisen muss. In der letzten

Intensivwoche, kurz vor meinem Abschied, habe ich mich endlich fallen lassen und gespürt, wie sehr ich das schon seit so langer Zeit gebraucht habe ...

Ich bin für ein paar kurze Augenblicke lang MIR begegnet, einem sehr verletzten, schutz- und liebesbedürftigen Wesen, einer sehr erschöpften Frau, die sich nach Ruhe, Nähe und Wärme sehnt. Diese Frau hat mich sehr berührt. Diese Frau bin ich.

Und diese Frau verlässt H. in drei Tagen und muss sich augenblicklich in die Organisation einer Wohnung und einer Form des Lebensunterhaltes stürzen – und dabei noch die Spannung einer Trennung so aushalten, dass Angriffe und Krisen vermieden werden. Diese Frau hat, als sie nach H. kam, dem Leben damit noch eine letzte, eine allerletzte Chance gegeben. Das Leben außen hat während des Aufenthaltes kräftig zur Zerstörung dieser Chance beigetragen. H. war ein positiver Gegenpol bis (fast) zum Schluss. Die Lithiumtherapie hat dann noch zusätzlich die Zerstörung forciert: Die Nebenwirkungen kann ich ja alle noch aushalten – bis auf eine: den Verlust der Konzentration und damit den Verlust der Fähigkeit, kreativ zu schreiben. Letzteres ist für mich gleichbedeutend mit Tod.

H. war gut für mich. Angesichts des Ausmaßes dessen, was vor langer Zeit verletzt wurde, war dieser Aufenthalt viel zu kurz. Das Leben ist dabei, seine letzte, seine allerletzte Chance bei mir zu verspielen. Ich trage die volle Verantwortung für mein Leben. Es ist das Einzige, was wirklich mir gehört. Und wenn es sein muss, nehme ich es mir ...

***

Ich packe meine strukturierten Erkenntnisse in den Koffer und gehe einer neuen Phase der Zerstörung entgegen, aufrecht und voller Lebensmut ...

Eine Hand voll Leben
3

Schluss mit lustig!

Unglaublich, was in so einen kleinen Corsa alles reinpasst. Fast fünf Monate war ich hier in H. und übe bereits das erste Umziehen. B. hilft mir, die Klamotten samt Drucker, Ordnern und sonstigen sperrigen Gegenständen ins Auto zu transportieren. Um 9 Uhr morgens muss das Zimmer frei sein. Wir schaffen es. Ich mag keine Abschiedszeremonien. Umarmt wird, wer gerade vorbeikommt – und dann nix wie weg! Wieder die steile Auffahrt runter mit meinem Corsa, diesmal ziemlich voll beladen, auf allen Ebenen ...

Ankunft zu Hause – Gott sei Dank hat sich G. mitsamt dem zahlreichen Besuch bis Ende der Woche nach Amsterdam verkrümelt. Und ausnahmsweise bin ich auch überhaupt nicht neidisch! Ich schließe die Wohnungstür auf. Mir bietet sich das Bild, das ich erwartet hatte: Diese Wohnung ist fünf Monate lang bewohnt, aber nicht gereinigt worden. Ein einziger Saustall, alles klebt, gelüftet wurde lange nicht mehr, es stinkt nach faulem Fisch aus dem Abfalleimer, die Fußbodenheizung heizt volle Kanne, trotz 30 Grad Celsius Außentemperatur, leere Bierflaschen, Krümel und Pizzakartons, überlaufende Mülleimer, im Bad nisten Schimmelkulturen bei geschlossenen Fenstern, versiffte Handtücher ... Ich muss die Luft anhalten, um nicht zu kotzen, reiße alle Fenster auf, schalte die Heizung aus und bringe wenigstens den Küchenmüll weg.

Der Rest ist mir EGAL. Ich schleppe nach und nach mein Gepäck in das Gästezimmer – das einzig nicht benutzte und saubere in der ganzen Wohnung – und kümmere mich dann um die Telefonverkabelung dorthin. G. hat gute Vorarbeit geleistet, indem er ein Kabel von unten nach oben gelegt hat. Ich brauche nur noch anzuschließen. Und so halte ich Einzug in meinem neuen, vorübergehenden Zuhause, dem Gästezimmer. Mit Reißnägeln hänge ich meine Gemälde an die Wand, installiere Notebook und Drucker auf dem Schreibtisch und dekoriere das Zimmer mit selbst geformten Tonfiguren, Federn und anderen Gegenständen, die mich an die Klinik erinnern und mir Halt geben sollen. Der Internet-Anschluss funktioniert prima, und ich bin vollauf beschäftigt und zufrieden. Allmählich nehme ich auch einige der alten Kontakte wieder auf – neben den 800 E-Mails sind auch ein paar liebe Willkommensgrüße da, über die ich mich freue, und es kristallisieren sich für die nächsten Tage und Wochen Verabredungen und Termine heraus, so dass ich den Start in die Unabhängigkeit nicht ganz allein auf mich gestellt bewältigen muss. Ich weiß, dass Samstag G. samt seinem Besuch, bestehend aus einer vierköpfigen Familie, zurückkommt, und dass ich in ein Hotel werde ausweichen müssen. Aber das ist ganz in Ordnung. Ich reserviere mir ein Zimmer in einer kleinen Pension in der Nähe.

Den Samstag kriege ich gut auf die Reihe. W. kommt am Nachmittag vorbei und holt mich ab. Wir bringen meine Klamotten in die Pension, fahren seine Frau abholen und verbringen ein paar interessante Stunden miteinander. Trotzdem besuche ich später G. und seine Gäste. Schließlich kennen wir uns alle, und G. hatte gehofft, dass ich wenigstens Hallo sagen würde. Tief Luft holen – und dann wird es ein sehr schöner Abend. Wir gehen alle zusammen essen, danach verschwinde ich in meinen geschützten Raum, dem kleinen Zimmer in der Pension, wo es noch nicht einmal Telefon gibt. Das stört mich nicht weiter. Statt Internet sehe ich bis 2 Uhr morgens fern und kippe Bier aus Dosen rein. Ist auch ganz witzig – auf Vox bringen die den Erotik-Film nach Mitternacht, und ich finde den weniger erotisch, dafür aber urkomisch. Eine Frau hat ihren Typ gerade sado-maso-mäßig behandelt und ihn dabei mit Handschellen an der Garderobe aufgehängt. Es klingelt an der Tür, und sie vergisst den Typ einfach und lässt ihn splitternackt an der Garderobe hängen. Diese und weitere Szenen sorgen dafür, dass ich es mir auch ohne Zuhause richtig gut gehen lassen kann. Ich hab doch was gelernt in H. ;-))

Ganz so lustig geht es dann doch nicht weiter. Das Leben unter einem Dach wird zur Hölle, wenn einer mit der Beziehung klar abgeschlossen hat und der andere noch nicht so richtig. Ich bin zwar die Klare unter uns beiden, werde aber als die Verrückte behandelt. Wir sind zwei erwachsene Menschen und gehen auch mal zusammen essen, und plötzlich wird einer von uns zum Kind. In diesem Falle ist es G. Wir hatten einen schönen Abend, haben zum tausendsten Mal das Scheitern der Beziehung diskutiert, sind nach Hause gekommen, haben uns höflich „Gute Nacht“ gesagt, und ich bin ins Gästezimmer verschwunden, um E-Mails zu lesen. Auf einmal schlägt das Donnerwetter ein. Die Tür wird aufgerissen, im Rahmen steht G. – nein, er bleibt nicht im Rahmen, er kommt ins Zimmer gestürmt und entlädt eine Schimpf-Tirade, die sich unter dem Begriff „Warum“ zusammenfassen lässt. Abgesehen davon, dass mich diese Frage hochgradig allergisch macht (siehe das allererste Kapitel in diesem Doku-Roman), halte ich dieses Verhalten für eine Grenzüberschreitung der höheren Rangordnung. In mir brodeln Wut und Angst, ich zittere am ganzen Körper. Irgendwie schaffe ich es, mich in meiner vollen Größe von 1,52 Meter vor ihm aufzubauen und nur zu sagen: „Raus, RAUS! Das ist MEIN Raum! RAUS!“ Als er weg ist, breche ich heulend zusammen und klammere mich an einem Stein fest, den ich aus H. mitgebracht habe.

Dass es so nicht lange weitergehen kann, ist klar. Als Nächstes packe ich also meine Klamotten und fahre zu F. nach Köln. Der braucht sowieso gerade Hilfe bei einer Mailing-Aktion, und ich muss hier raus. Ganz abgesehen davon brenne ich darauf, ihn wiederzusehen. Die Begegnungen mit F. haben eine besondere Dimension, etwas kaum Beschreibbares, so viel mehr Distanz als Nähe, aber sie lösen so viele innere Explosionen bei mir aus. Ich fühle mich einfach gut und geborgen bei ihm und spüre meine Sehnsucht besser. Ich genieße es.

Kaum zurück, beschließe ich, endlich mein Leben anzupacken und Nägel mit Köpfen zu machen. So gehe ich am nächsten Morgen zum Arbeitsamt. Mein Psychiater bekommt daraufhin noch in der Nacht von mir eine E-Mail:

Lieber Herr Dr. R.,

sorry, tut mir Leid, dass ich noch mal stören muss. Am Donnerstag, 10 Uhr 30 habe ich einen Termin bei Herrn S. und bräuchte bei der Gelegenheit:

– eine Kopie Ihres Gutachtens an den Landes-Wohlfahrts-Verband

– eine Kopie des Entlassungsberichtes der Fachklinik H. (sofern bereits eingetroffen).

Gern gehe ich die Kopien auch selber machen. Der Hintergrund:

Heute Vormittag war ich beim Arbeitsamt (allein das Wort ist schon eine Schreikrise wert), weil mein Krankengeld zum 30.9.98 ausläuft und ich jetzt diverse Amtsschimmel gleichzeitig reiten muss, um überhaupt Kohle zu kriegen. Ein Horror hoch zehn, sag ich Ihnen. Vor dem ersten Anmeldungsschalter im Hauptgebäude musste ich eine halbe Stunde warten, und nachdem ich mein Anliegen vorgebetet hatte, bekam ich gesagt: „Ei, da saanse hier verkehrt. Da müssese inne Fischerfeldstraße." Also latschte ich die 15 Minuten zur AA-Filiale in der Fischerfeldstraße. Als ich reinkam, sah ich überall nur Berufsorientierungs-Plakate. Wieder in der Schlange stehen, auf eine Auskunft warten. Die bekam ich weitere 15 Minuten später: „Da sindse hier verkehrt. Da müssense in den anderen Eingang reingehen." Also, tief Luft holen, an H. denken und an Meditation, Aggressionsgruppe und Entspannung und weiter. Gegen das Frankfurter Arbeitsamt ist ein Labyrinth ein kleiner Scheißer, sag ich Ihnen. Die zuständigen Beraterbüros sind nach Postleitzahlen sortiert. Nach etlichem Umherirren fand ich auch den Raum für meinen Zuständigkeitsbereich. Dort hing ein Zettel an der Tür: „Geschlossen. Die Postleitzahlgebiete 64XXX werden heute ausnahmsweise in Raum 1414 abgefertigt." Also wieder durch die Gänge irren, mit Freude den richtigen Raum entdecken und sich zu den Wartenden gesellen. Nach einer geschlagenen Stunde bin endlich ich an der Reihe. Ich setze mich der netten Dame am Computer gegenüber und erzähle – nun zum dritten Mal – mein Anliegen. Die Dame ist sehr nett, wirklich. In ganz freundlichem Ton sagt sie mir: „Da sind Sie hier verkehrt. Da müssen Sie runter ins Erdgeschoss zur Reha-Beratung für Schwerbehinderte." – „Aber ich will doch gar keine Reha beantragen." Allmählich stinkt's mir. Kurz vor Toresschluss (12 Uhr mittags) lande ich endlich beim richtigen Ansprechpartner und bekomme einen Haufen Formulare und einen Laufzettel in die Hand gedrückt, der mir jetzt erst mal zwei Wochen Behördenrennerei beschert. Mit den ausgefüllten Formularen und dem erledigten Laufzettel darf ich wiederkommen und werde dann noch zum Amtsarzt geschickt (der wahrscheinlich mal wieder von manisch-depressiver

Krankheit keine Ahnung haben und mir auf dem Bauch rumdrücken wird).

Und damit das nicht schon wieder passiert, sagte man mir, dass bestehende ärztliche Gutachten einer Beurteilung nach Aktenlage gleichkämen und mir den Firlefanz mit dem Bauchdrücken ersparen könnten. Punkt.

Den Versuchen, in dem ganzen Schlamassel cool zu bleiben, stehen die Lithium-Nebenwirkungen vehement entgegen. Ich bin den ganzen Tag wie zerschlagen, müde und fahrig, und das Händezittern ist mir rotzpeinlich. Ich kann keine Kaffeetasse halten, ohne dass die Hälfte überschwappt. Die Leute müssen denken, ich sei auf Alk. Also mache ich einen Termin bei meinem Doc, wo ich mir auch gleich die nötigen Unterlagen abholen kann.

Ich sitze im Sprechzimmer und bin wirklich nicht gut drauf. Natürlich geht es erst mal um Lithium, und ich schildere dem Doktor mit großem Weh und Ach, wie Scheiße die Nebenwirkungen sind, besonders vormittags: Die Hände zittern und zucken manchmal, ich kann kein Formular, keine Überweisung ausfüllen, weil ich dauernd die Felder verfehle, kriege die Zahnpasta nicht gescheit auf die Zahnbürste (das meiste geht daneben, und alles klebt) und kann nirgendwo eine Schraube reindrehen, weil ich mit dem Schraubenzieher ständig daneben lande. Hm. Schließlich empfiehlt er mir, morgens nur eine halbe Tablette zu nehmen und dafür abends eineinhalb, „damit Sie Ihre Schrauben reinkriegen. Nachts müssen Sie ja keine Formulare ausfüllen, höchstens im Traum, aber da ist das nicht so schlimm." (O-Ton mein Doc!)

Danach geraten wir ins Plaudern und landen irgendwie beim Internet und natürlich bei meinem *Kuckucksnest*-Projekt. Da wirft er sofort seinen PC an, aktiviert T-Online und Netscape, und – schwupp – surfen wir zusammen durch das *Kuckucksnest.* Auf einmal springt er auf, rennt raus ins Nebenzimmer, wo mein Gesprächstherapeut gerade mit einem anderen Patienten sitzt, zerrt ihn da raus und schleppt ihn vor den PC: „Da, guck mal!“ Ich sitze nur stumm staunend da (das Ganze ist mir etwas peinlich).

Als ich hinterher im Auto sitze, stelle ich entsetzt fest, dass ich die Unterlagen ganz vergessen habe ...

G. fliegt für eine Woche in die USA, und ich habe ein bisschen Luft. Ich beschließe, mich allmählich um eine Wohnung zu kümmern – das Kündigungszustimmungsverfahren meines Arbeitsplatzes liegt noch immer bei der Hauptfürsorgestelle fest. Ich habe keine Ahnung, wie es da weitergeht. Also studiere ich erst einmal Wohnungsanzeigen. Ich habe Glück, es gibt einige günstig gelegene, hübsche und preiswerte Wohnungen, die auch noch zu haben sind. Ich habe aber auch Pech. Nach diversen Besichtigungen kristallisiert sich ein genereller Trend heraus: Die Vermieter fordern alle eine Verdienstbescheinigung des Arbeitgebers (und die habe ich nicht). Keine Arbeit, keine Wohnung – keine Wohnung, keine Arbeit. SO läuft das! Ich bin frustriert. Was denn noch alles? Der ganze Mist bricht langsam über mir zusammen. Ich ballere mir die Birne mit Bier zu und denke über Selbstmordmethoden nach. Nach der sechsten Dose Bölkstoff leuchtet eine Glühbirne in meinem Kopf auf: Du musst ein Schwein sein auf dieser Welt! Ich krame eine alte Verdienstbescheinigung von 1996 raus, und mit etwas Kosmetik ist es eine von 1998, hehe!

Zwei Tage später unterschreibe ich den Mietvertrag für eine Dreizimmer-Dachgeschosswohnung in N.

Zum Feiern bleibt keine Zeit. Es ist Ende August, und die neue Wohnung ist ab 1. September gemietet. Packen ist angesagt und – was weit schlimmer ist – das Auseinanderdividieren des Haushaltes, die Anschaffung der notwendigsten Einrichtungsgegenstände (Waschmaschine, Kühlschrank, Kleiderschrank et cetera) und die ganze Organisation (Telefon, Strom, Gas, Möbeltransport ...). Ich muss ALLES alleine machen. G. sagt mir seine Hilfe beim Kisten- und Möbelschleppen zu. Da er immer noch kein Deutsch spricht, muss ich die Bürokratie abwickeln. Es fängt an, hektisch zu werden, und ich renne nur noch atemlos und gestresst durch die Gegend. Das Resultat ist, dass G. eine neue Rufnummer bekommt, obwohl er in der Wohnung wohnen bleibt und wir für ein paar Tage plötzlich ganz ohne Telefon dasitzen. In der neuen Wohnung sieht es nach Arbeit aus. Lampen gibt es keine, und die Spüle in der Küche lässt sich nicht anschließen, so dass dort kein Wasser läuft – zudem ist der Klempner im Betriebsurlaub. Egal. Via Secondhand organisiere ich mir Waschmaschine, Kühlschrank und Kleiderschrank und ein paar kräftige Jungs nebst Laster zum Umziehen.

Je näher der Umzugstermin rückt, desto ungemütlicher sieht es in der Wohnung aus – desto schmerzvoller wird auch die Trennung von G. Er ist traurig, und das tut auch mir weh. Ich sehe ihn vor mir, den großen, traurigen Pinguin, wie er allein in die große, ziemlich leer geräumte Wohnung zurückgeht, in der wir beide ein paar sehr glückliche Jahre hatten. Am Abend vor dem Umzug gehen wir in einem Thai-Restaurant essen. Abschiedsstimmung – und dann bricht alles aus mir raus. Ich heule mir die Seele aus dem Leib und rotze etwa 20 Papierservietten voll. Das Thermostat hat mal wieder versagt, der Tränenstrom will kein Ende nehmen ...

Mit dick geschwollenen Lidern und noch immer voller Schmerz bewältige ich das Chaos des Umzugstags. Dann der richtige Abschied von G. Wir umarmen uns noch einmal. „Take care of yourself. I loved you so much“, sind seine letzten Worte. Und dann bin ich allein in meinem geschützten Raum. Beim Auspacken stelle ich fest, dass bei dem Kleiderschrank die Kleiderstange nicht mitgeliefert wurde.

Innerhalb von zwei Tagen habe ich mich gemütlich eingerichtet. Einen Fernseher brauche ich gar nicht, ich habe mein Notebook und einen Telefonanschluss. Da macht es auch gar nichts, dass ich das Geschirr in der Badewanne spülen muss, die Waschmaschine nicht funktioniert und ich mit Glühbirnen da rumkaspern muss (weil ich zu doof bin, eine Lampe aufzuhängen). Ich flüchte mich ins Internet. Tagsüber traue ich mich nicht aus der Wohnung, aus Angst, meinem Vermieter zu begegnen, der im selben Haus wohnt, über 80 ist und sich wundern würde, wieso ich nicht brav wie alle anderen Bürger morgens zur Arbeit gehe und abends wiederkomme. Eingesperrt! In der eigenen Bude!

Als nächster Keulenschlag flattert der Bewilligungsbescheid des Arbeitsamtes ins Haus: Mein monatliches Einkommen beträgt ab sofort 58 Prozent dessen, was ich vorher als Krankengeld bekommen habe. Mir bleiben eine Weile Atem und Spucke weg, und auch das Herz tritt mal kurz auf die Bremse. Ach du Scheiße! Und wovon soll ich die Miete bezahlen? Ich telefoniere herum, unter anderem mit dem Psychosozialen Dienst, der auch nur telefonisch die Achseln zuckt, und falle in die Krise. Zum ersten Mal seit langer Zeit greife ich zur wirksamen Bedarfsmedikation mit Cannabis. Mitten am Vormittag drehe ich mit zitternden Händen eine Tüte und ziehe die Wirkstoffe tief ein. Für ein paar Stunden löst sich alles, ich habe das Gefühl, seit einer Ewigkeit mal wieder tief durchatmen zu können und – meine Hände sind ganz ruhig, kein Zittern, kein Zucken. Voller Begeisterung hole ich meine Malutensilien heraus und male zuerst Ölbilder, dann Aquarelle, und irgendwann bin ich nur noch bleiern müde. Ich verkrieche mich für den Rest des Tages ins Bett und schlafe einfach an der Realität vorbei.

Ich sitze mit G. im indischen Restaurant. ER bezahlt, dann ist es ja O. K. Meine finanzielle Krise findet er gar nicht so toll. Ob er mir helfen könne, mir unter die Arme greifen? NEIN! Ich nehme keine Almosen. Geld nehme ich gerne, aber nur gegen Leistung. Er überlegt eine Weile und hat eine Idee. I. braucht dringend eine deutsche Web-Seite, und ich sei doch fitter als manch ein Profi. Er will mit der Chefin reden, verspricht mir schon jetzt, dass ich eine Art Probeprojekt für die Amis machen kann. Ich bin skeptisch – das ist doch Schwarzarbeit und damit hochgradig illegal. Wir einigen uns, dass das Projekt in Portionen à 600 DM plus Spesen aufgeteilt werden kann, und da ich offiziell noch bei B. angestellt bin, läuft das als legale Nebenbeschäftigung nach dem 630-Mark-Gesetz. O. K.

Wohl fühle ich mich in dieser Lage dennoch nicht. Keine Kohle mehr, keine Zukunft, wenigstens keine planbare, keinen Halt. Ich bin mal wieder am Tiefpunkt meiner Achterbahnfahrten angelangt. Jeden zweiten Abend rutsche ich in die Krise und stehe so manches Mal in der Küche vor dem Gasofen. Meist endet es damit, dass ich in Tränen aufgelöst und verzweifelt meine Arme oder Beine mit einer Glasscherbe blutig schneide. Das lässt den Druck etwas raus, sieht aber Scheiße aus. WOZU SCHLUCKE ICH EIGENTLICH LITHIUM??? Egal, es ist sowieso Herbst und kalt und grau!

In einem Anfall von Vergnügungssucht wache ich eines morgens auf und denke mir mutig: Das letzte Wort ist noch nicht gesprochen! Wohlgemut und kampfeslustig mache ich mich mit meinen Unterlagen auf den Weg zum Sozialamt. Ich bin schon richtig süchtig auf die stundenlange Warterei auf harten Stühlen in dunklen Fluren und genieße es mal wieder zutiefst. Der nette Sachbearbeiter hört sich meine Schilderungen an, tippt ein bisschen auf seiner Rechenmaschine rum und verkündet mir, dass ich

KEINEN Anspruch auf Sozialhilfe habe, weil mein Einkommen (ALO-Geld) ein paar Mark über dem Regelsatz liegt. Die Auto-Leasing-Raten von 315 Mark im Monat, das Handy und die Zeitschriften-Abos interessieren das Sozialamt nicht; das sei meine Privatsache – schließlich sei es für Arbeitslose unangemessen, geleaste Autos zu fahren, mobil zu telefonieren und Magazine zu abonnieren. Egal ist denen auch, dass ich zu dem Zeitpunkt, als ich den Leasing-Vertrag abgeschlossen und das Handy gekauft habe, eine Management-Funktion innehatte und über 4.000 Eier netto im Monat verdient habe. Es kümmert die auch nicht, dass ich vor 18 Monaten psychisch krank wurde und dass auf meinem Tisch eine Anwaltsrechnung von 1.300 Mark liegt, weil ich letztes Jahr aufgrund meines Schwerbehinderten-Status Kündigungsschutzklage erheben MUSSTE!

Aus demselben Grund gibt es auch keinen Mietzuschuss. Dass ich die in guten Zeiten abgeschlossenen Verträge nicht einfach kündigen kann und damit jeden Monat allmählich und immer ein bisschen mehr in die Verschuldung abgleite, gehört nicht zum Zuständigkeitsbereich des Sozialamtes.

Ich sage euch, Leserinnen und Leser, dieser Vormittag hat mir richtig gut getan, und ich habe auf dem Heimweg vor mich hingeträumt von ICE-Gleisen, Rasierklingen, Starkstromkabel, Gashahn und 100 Lithium. Bevor ich das aber tue, veröffentliche ich diese ganze Ämterscheiße erst mal ganz dick und fett im *Kuckucksnest* unter dem Titel: *Anleitung zum Verrücktwerden oder wie werde ich suizidal*. Ich habe es getan – brachte aber keine unmittelbare Linderung.

Am Abend stürze ich wieder ab. Diesmal richtig. Ich schicke E-Mails durch die Botanik, bekomme Bedauern und Beileidsbekundungen, rufe hilflos Leute an, heule mir die Seele aus dem Leib und ballere mich derartig mit

Bier und Marihuana zu, dass plötzlich gar nichts mehr ist. Am nächsten Morgen wache ich mit dem Handy in der Hand unter meinem Schreibtisch auf. Dazwischen liegt ein Filmriss. Seitdem bin ich panisch, habe jeglichen Boden unter den Füßen verloren, zucke bei dem geringsten Geräusch zusammen und halte mich am Alkohol fest. Bis vor 18 Monaten war ich Managerin, habe viel geleistet, gut verdient und auch allerhand in die sozialen Töpfe eingezahlt. Dann brach ich psychisch zusammen. Heute muss ich beim Sozialamt betteln gehen oder schwarzarbeiten, um mir im Aldi eine Dose Linsen leisten zu können. Ist DAS das Resultat der Therapie? Oder ist das Leben einfach so? Dann ist beides keinen Penny wert! Mein Doc bekommt zu diesem Themenkomplex eine saftige E-Mail, getarnt als Beschwerde für die geplatzten Venen bei der Blutabnahme und mit der Drohung, dass ich jetzt sofort alle Lithiums ins Klo schmeiße.

Natürlich rappele ich mich wieder hoch – denn ich bin ja ein *Rapid Cycler* (also eine Manisch-Depressive, die ihre Phasen im Schnellverfahren abhandelt). Ich rufe in der Firma an und bei der Hauptfürsorgestelle, ob die denn jetzt alle mal allmählich in die Pötte kommen. Das Resultat ist ein gemeinsamer Gesprächstermin in einem Monat bei meinem Arbeitgeber im Beisein des Betriebsrats und des Psychosozialen Dienstes. Immerhin! Ich fahre eine Weile nach Köln zu F., dem einzigen Menschen, der mich jetzt noch wirklich in meinem tiefen Ich berührt, der nicht zu mir kommen kann, weil er herzkrank ist und im Liegen lebt. Also lerne ich etwas über Grenzen. Und ich verliebe mich dabei ... Nein, verliebt habe ich mich schon lange vorher in seine Stimme, seine Hände, sein Lachen, seine Augen, seine Klarheit – jetzt liebe ich. Das ist etwas anderes als Verliebtsein. Ich spüre es jetzt sicherer und auch stärker. Es gibt mir Kraft. Auch die Buchmesse gibt mir wieder Selbstvertrauen. Unser Buch ist rechtzeitig erschienen, und verschiedene Verlage kennen mich von meinem Internet-Projekt her. Ich verbringe spannende Tage auf der Messe und schöpfe wieder Kraft. Mein Doc ist mir auch nicht böse wegen der biestigen Mail und wundert sich nur, dass ich die Lithium immer noch nehme, nachdem ich sie doch – laut meiner E-Mail – ins Klo geschmissen habe ...

***

Diese Geschichte wird wohl endlos weitergehen. Aber sie gibt einen kleinen Einblick in die Höhen und Tiefen, ja in die Achterbahnfahrten, die psychisch Kranke oft durchleben müssen, um in dieser Gesellschaft überhaupt überleben zu können. Sie stellt den Begriff *krank* in Frage und soll einen Eindruck vermitteln von der Kreativität, die eine *entgleiste* Psyche hervorbringt. Denn was „krank" oder „gesund" ist, spürt letztendlich jeder selbst. Sie zeigt aber auch das Ausmaß an Zerstörung, das von der „ganz normalen Gesellschaftsordnung" ausgehen kann. Zerstörung von Menschenleben – in diesem Fall nicht durch körperliche Folter, sondern durch psychologische Ächtung.

Ich weiß auch, dass viele Menschen sich hier wiedererkennen. Sie haben ihre Kommentare geschickt – zumindest zu dem ersten Teil, der komplett im Internet online verfügbar war. Auch für diese Menschen ist dieses Buch geschrieben.

Epilog: Endstation Hoffnung

Frankfurt, September 2001

Stau auf der A5 – wie jeden Freitag. Im Radio *It's raining men, halleluja*. Dazwischen die Berichterstattung aus New York City. Eine Hoffnung, noch Überlebende unter den über 6.000 Opfern in den Trümmern des World Trade Centers zu finden, gebe es nicht mehr nach einer Woche, so der Sprecher von AFN. Und dann wieder Musik. *America, the beautyful* ... Die Skyline von Mainhattan zieht links an mir vorbei. Rechts vor mir liegt der Rhein-Main Airport, der in regelmäßigen Abständen startende Jets in die Höhe katapultiert. Wie am Fließband dröhnen die gigantischen Maschinen über die Köpfe der Autofahrer. Im Radio Auszüge aus der Rede von US-Präsident Bush: „Wir sind im Krieg". Am Rande des Dritten Weltkriegs. Die dunstige Septembersonne wiegt schwer auf einer leicht vernebelten Quellwolkenschicht, und ich frage mich, wo ich mich jetzt in diesem Moment aufhalten würde, wenn alles ganz anders gekommen wäre ...

***

Drei Monate zuvor: Los Angeles, Kalifornien, Juli 2001

G., A. und ich stehen in Redondo Beach auf dem Pier und lachen uns über den schwarzen Hund kaputt, der seinen ganzen Körper in Bewegung setzt, um sich im Pazifik mit einem grünen Plastikknochen in der Schnauze zu behaupten, und die Jagd nach einem gelben Tennisball nicht aufgibt. Natürlich funktioniert das nicht. Das ist eine Möglichkeit, das arme Viech in den Wahnsinn zu treiben. A. und ich stecken uns eine Zigarette an. In diesem raucherdiskriminierenden Land muss jeder sehen, wo er bleibt. Im Grunde genommen hätte A. gar nicht zu kommen brauchen, denn G. geht es wesentlich besser. Nach drei Chemozyklen sind die Tumore stark geschrumpft, und G. ist wieder zu Kräften gekommen. Doch A. ist G.'s bester Freund, so dass wir den Urlaub in den USA gemeinsam verbringen. Zu dritt.

Ein Fischerboot legt an. Die Pelikane kommen kreischend von den umliegenden Felsbuchten angeflogen und lauern auf die von Bord geworfenen Fischreste. Ein Riesen-Geflatter und Getöse bei dem jede Menge Federn fliegen. Schweigend beobachten wir das Getümmel. Die kalifornische Sonne brennt auf der Haut, die Luft schmeckt salzig. Zwei Möwen kämpfen auf der Reling, schreien sich an, scheißen ins Wasser und fliegen davon. Ich betrachte G. von der Seite. Sein Haar ist dünner geworden. Er wird es ganz verlieren. Spätestens nach der nächsten Chemo. Auch die auf den Teddybärarmen. Aber er wird leben. Wie lange noch, weiß niemand.

***

Auf der A5 schiebt sich die Blechlawine im Schritttempo voran. Ich wechsele den Radiosender. In den FFH-Staumeldungen heißt es: „A5, Kassel Richtung Darmstadt. Zwischen Niederrad und Zeppelinheim Markierungsarbeiten auf beiden linken Fahrstreifen. 15 Kilometer Stau zwischen Friedberg und Zeppelinheim." Der Blick zur Uhr bestätigt, dass zumindest die Zeitbaustellen pünktlich zum Feierabendverkehr funktionieren. Mein Handy piept mir eine SMS entgegen. T. ist aus der Psychiatrie entlassen, aber noch immer depressiv. *Meld dich mal*, steht auf dem Display.

***

Weitere Monate zuvor: Linz am Rhein, Februar 2001

Ein kalter, klarer, sonniger Tag. Mein vierzigster Geburtstag. Ich sitze auf dem Marktplatz auf einer Bank in der Sonne, lasse die Seele baumeln und die Gedanken treiben. Bis gestern hatte ich keine Ahnung, dass Linz am Rhein überhaupt existiert. T. hatte das Kaff als Treffpunkt vorgeschlagen, da es auf halbem Weg zwischen Bochum und Frankfurt liegt. Vor zwei Wochen kannte ich noch nicht einmal T. Mein erster ernsthafter Cyberflirt. Nach vierzehn Tagen virtueller Leidenschaft haben wir beschlossen, meinen Geburtstag in trauter Zweisamkeit am Rhein zu feiern. Einfach so. Völlig irre, das Ganze. Immerhin ist es ein runder Geburtstag und ich leiste mir zur Feier des Tages (und der Nacht) einen Liebhaber. Jawoll!

Soweit zum fröhlichen und unbeschwerten Leben. Für meinen Auftraggeber bekomme ich gerade noch ein Feature über Depression hin, dann ist die Luft raus. Nichts geht mehr. Ich starre den weißen Bildschirm an. Kaugummi im Hirn. Müde, erschöpft, verzweifelt – das bekannte Gefühl. Was jetzt? Als Freiberuflerin kann ich mich nicht krankschreiben lassen. Unmöglich. Ich bin auf die Aufträge und mein Einkommen angewiesen. Und auf meine Kreativität als Online-Redakteurin und Journalistin. Zwei Jahre lang hat das prima geklappt. Das Team von der Redaktion in München und der Job dort haben mich aufgepeppt. Ich habe es geschafft, wieder mitten im Berufsleben zu stehen. Wenn auch anders, als anfangs vorgestellt. Egal, endlich verdiene ich Geld mit dem, was mir am meisten liegt: dem Schreiben. Allerdings ohne Netz und doppelten Boden. Eine Berufsunfähigkeitsversicherung für Freie hat man mir verwehrt. Aufgenommen wird nur, wer in den vorangehenden zehn Jahren vor Abschluss der Police nicht wegen einer psychischen Erkrankung in Behandlung war. Besonders beschissen kommt das, wenn die Depression ihre lähmenden Schwaden wie ein grauer Flaschengeist verströmt.

Wie komme ich aus diesem ganzen Sumpf wieder raus? Ich bin völlig ratlos und habe keine Hilfe. Die Praxis meines Psycho-Docs ist geschlossen. Ein durchgeknallter Amokläufer mit Samuraischwert hatte dort vergangenes Jahr ein Blutbad angerichtet, den Doc und die Sprechstundenhilfe schwer verletzt. Da kann ich jetzt nicht hin und über meine Depression jammern. Was soll ich tun? Allein komme ich da nicht mehr raus, das steht fest. Verzweifelt wende ich mich an einen Bekannten aus der Psychiatrie-Newsgroup im Internet. Der ist Oberarzt in einer psychiatrischen Klinik ganz in der Nähe. „O. K., kommen Sie gleich Montag früh vorbei.“ Mal Glück gehabt!

Neu Isenburg, März 2001

Langsam geht es wieder. Das Antidepressivum *Zoloft* schlägt an, die Lebensgeister kehren zurück. Die paar Wochen Auszeit haben gut getan. Meine Chefredakteurin zeigte ehrliches Verständnis: „Nimm dir die Zeit, die du brauchst. Mach dir keine Sorgen, wir halten hier die Stellung!“ Eigentlich hatte ich nichts anderes erwartet. Schließlich habe ich dieses Gesundheitsmagazin ab 1999 mit aufgebaut, bin seit der ersten Stunde dabei und im Zweifelsfall Ansprechpartner für alles. Die brauchen mich dort. Ein Grund mehr, wieder auf die Beine zu kommen. So weit ist es jedoch noch nicht. Das Morgentief hat mich ziemlich heftig am Wickel. Doch ich bin erleichtert, dass ich diesmal rechtzeitig Unterstützung in Anspruch genommen habe.

Grauer, verregneter Märzsonntag. Ein Tag, um einfach in der Falle zu bleiben. Dazu eine blöde Erkältung. Ich tue mir echt von Herzen Leid! Das Telefon macht sich bemerkbar. Soll ich drangehen oder nicht? Es ist G. von seinem Handy aus. G. hatte in den letzten Wochen öfter angerufen und vorgeschlagen, dass wir uns mal wieder treffen sollten. Er habe etwas zu besprechen. Seit unserer Trennung 1998 sind wir in lockerem freundschaftlichen Kontakt geblieben, haben uns alle paar Monate zum Dinner getroffen und die letzten Neuigkeiten ausgetauscht. Fast jeden Monat schickte er mir Ansichtskarten – von irgendwo in der Welt. Nach wie vor ist er viel unterwegs. Hat sich auch immer wieder sichtlich gefreut, dass ich so stabil bin. In den vergangenen Wochen habe ich das Treffen immer wieder aufgeschoben, hatte hier genug um die Ohren. Und heute eigentlich auch keinen Bock. Grippe, Depression, Weh und Ach. G. hört sich gar nicht gut an. Seine Stimme klingt schwach. Ob wir uns treffen können. Dringend müsse er mit mir etwas besprechen. Ich seufze: „Muss das unbedingt heute sein? Ich habe Grippe und muss außerdem morgen früh um vier nach München fahren.“ – „Ja, bitte, es ist wichtig!“ – „Kann man das nicht am Telefon besprechen?“ – „Nein.“ Ich höre ihn schlucken, dann schluchzen. Oh Gott! „Komm am besten gleich bei mir vorbei, O. K.?“

Nach dem Auflegen muss ich ebenfalls schlucken. Während der letzten Gespräche hatte ich nie ein gutes Gefühl, ihm immer wieder abgesagt zu haben, hatte gespürt, dass sich da irgendwo etwas Schreckliches zusammenbraut, etwas, das kaum zu ertragen ist. Schon im November war G. bei mir aufgetaucht, um mir neben meiner Post, die immer noch bei ihm ankommt, die ganzen Mitbringsel aus den Duty-free-Shops vorbeizubringen. Zu diesem Zeitpunkt hat er ständig über extreme Rückenschmerzen geklagt, die kaum zum Aushalten seien und ihm den Schlaf raubten. Erkältet war er auch, vor allem Husten. Ich riet ihm, dringend einen Arzt aufzusuchen. Um die Weihnachtszeit haben wir uns noch mal getroffen. Dank starker Medikamente ging es dem Rücken wieder besser, dem Husten jedoch nicht. Aber G. schleppt ja immer seinen Husten noch ein paar Wochen mit sich rum. Kein Grund, sich Sorgen zu machen.

Es klingelt. Ich drücke den Summer. Es passiert nichts. Ich schaue im Treppenhaus nach und höre von unten ein Keuchen und Husten. Wenig später sehe ich G., der sich die Treppen hochquält. Die Haare sind grau, das Gesicht aschfahl mit pechschwarzen Ringen unter den in tiefen Höhlen versteckten Augen – wie der Tod auf Latschen. Nach jeder dritten Stufe macht er halt. Atemlos. Erschöpft. Als er es endlich geschafft hat, schnappt er nach Luft, kriecht in die Wohnung und fällt auf die Couch. Zwanzig Minuten braucht er, bis er überhaupt einen Ton rausbringt. Ich bin zu Tode erschrocken, wie gelähmt, mache uns einen Kaffee. Ich sitze dem Tod gegenüber: „Was gibt's?"

***

17 Uhr 15. Einen Kilometer bin ich vorangekommen, immerhin. Radio FFH bringt ein Interview mit Mariah Carey. Sie habe sich längst an den Medienterror nach ihrem Selbstmordversuch gewöhnt, der ihren Angaben zufolge keiner war. „Sich die Arme aufzuschneiden, heißt noch lange nicht, dass man sterben will." Ich nicke stumm. Im Krankenhaus gab es heute einen Exitus, weswegen die Ärztin auf der Onkologie keine Zeit hatte, G.'s Fragen zu beantworten, die er sorgfältig auf seinem Palmtop gesammelt hatte. Stattdessen kam der Leichenwagen. Immerhin hat er noch zwei Tage Gelegenheit,

einen Termin mit Dr. B. zu kriegen. So lange dauert dieser fünfte Chemozyklus noch ...

***

Bartlesville, Oklahoma, Juli 2001

Der Delaware-Stamm feiert die Einweihung seines neuen Kommunikationszentrums mit Indianertänzen, Essen und Trinken. Jeder ist eingeladen mitzumachen. J. hat uns hierher mitgeschleppt. Er selbst ist ein militantes Delaware-Derivat und voll und ganz bei der Sache. Zum Tanzen werden Männer gesucht. Ich ziehe vor, zuzuschauen und Fotos zu machen. A. zieht den Schwanz ein, muss ganz dringend telefonieren, aufs Klo und anschließend draußen eine rauchen. Von dort presst er die Nase an die Fensterscheibe, um zu checken, ob die Luft rein ist. G. und ich lachen uns kaputt. „He's a wimp!" *Er ist ein Waschlappen!*

Noch immer geht mir G.'s Lachen unter die Haut. Es kommt so selbstverständlich aus seinem großen Bauch, dem *Belly Button*, heraus. Der Belly Button ist der Bauchnabel, den die Amerikaner als Bauchknopf bezeichnen. G. ist ein großer, tapsiger, tollpatschiger Teletubbie, der nicht merkt, wenn er das T-Shirt verkehrt rum an hat oder zwei verschiedene Socken. Das sind alles diese herrlichen Nebensachen, um die sich die Frauen kümmern. Seine Bude – unsere ehemalige gemeinsame Maisonette-Wohnung – ist ein einziger Müllhaufen. Es gibt Wichtigeres im Leben.

***

Der Stau löst sich langsam auf, es geht voran. Die Frankfurter Skyline liegt jetzt hinter mir, und ich habe Hunger.

Die Hochhäuser der Bürostadt Niederrad kratzen zu meiner linken Seite am Himmel. In einem dieser Gebäude bin ich G. vor acht Jahren zum ersten Mal begegnet. Ein Jahr später standen wir auf der Besucherterrasse des World Trade Centers in New York. Tief unten auf dem Hudson River lag eine breite grüne Öllache. „The jelly green giant had an orgasm“, bemerkte G. in seinem trockenen Humor. *Der schleimige grüne Riese hatte einen Orgasmus.* Das World Trade Center ist seit einer Woche ein qualmender Friedhof, nachdem zwei von Terroristen entführte Passagiermaschinen kurz hintereinander mitten in die Türme gekracht sind und Amerika damit der Krieg erklärt wurde. (Dass Osama Bin Laden wenig später zur Cartoon-Figur Nummer eins im Internet wird und amerikanische Kriegsverbände Afghanistan bombardieren werden, weiß im Moment noch niemand.)

***

Nordwest-Krankenhaus, Frankfurt, April 2001

Owohl es ein Krankenhaus ist, kostet Parken Geld. Ich hasse Krankenhäuser. Aber G. liegt da drin. Schon zum zweiten Mal. Das erste Mal haben sie eine Mediastinoskopie gemacht. Bis vor einer Woche hatte ich keine Ahnung, was das ist und wie man das schreibt. Im Mediastinum, dem Brustraum, haben die nach den Biestern gesucht, die auf dem CT als weiße Wolken erscheinen. Dazu sind sie von nördlicher Richtung durch die Kehle drangegangen. Mit einem Pflaster beklebt konnte G. am nächsten Tag wieder raus. Erst eine Woche und mehrere Anrufe später erfuhren wir aus der Chirurgie, dass die von da aus nicht rangekommen sind und sich nun von südlicher Richtung dran machen wollten. Thorakoskopie nennt man das. Unterhalb der Rippen werden einem dabei drei Löcher gebohrt, durch die dann die Instrumente eingeführt werden und nach mutmaßlich bösartigem Gewebe schnappen. Das wiederum wird als minimalinvasiv bezeichnet, was aber eine größere Sache ist, wie ich im Internet recherchiert habe. Dort ist alles detailliert beschrieben. Fürchterlich! Den Abend zuvor war G. noch bei mir. Er hatte Angst. Wenn was schief geht, solle ich seine Familie benachrichtigen und alles in die Wege leiten. Notfalls auch die Leichenüberführung. Dafür hatte er mir einen Betrag auf mein Konto überwiesen. G. ist noch immer blass und atemlos, hat sich aber nach all der Zeit ganz tief in mein Herz eingeatmet. Vertrauen. Und da ist noch etwas, was er mir an diesem Abend unbedingt sagen will: Dieser Knoten in der linken Halsbeuge. Der tut zwar nicht weh, ist aber ziemlich dick. Wir tasten gemeinsam. Weia, ja, der ist zu fühlen! „Mensch, G., sag denen das morgen. Bevor die anfangen zu schneiden. Zeig ihnen das Ding!“

Vorsichtiges Anklopfen an der Zimmertür. Den Blumenstrauß in der anderen Hand. G. liegt relaxed auf dem Bett, die Pippi-Langstrumpf-Thrombosestrümpfe auf Halbmast und das Flügelhemdchen verrutscht. Wenn ich in diesem Augenblick bereits gewusst hätte, wie oft ich G. in sein Flügelhemdchen helfen würde, wäre die Anspannung wahrscheinlich geringer gewesen. „Wie geht’s dir?“ – „Great!“ Er scheint ganz gut dabei zu sein. „Wie viele Löcher haben die denn jetzt in dich gebohrt?“ – „Nur eins.“ Er zeigt auf das dicke Pflaster mit den Kanülen am Hals. In letzter Sekunde hatte er sie auf den Knoten im Hals aufmerksam gemacht. Also minimalinvasiv. Aber was heißt das jetzt? Warten, so viel ist uns klar. Niemand hat bislang das Wort *Krebs* ausgesprochen.

Diesmal müssen wir auf das Untersuchungsergebnis weitaus weniger lange warten. Am nächsten Tag komme ich erst um 17 Uhr ins Krankenhaus, da G. am Telefon meinte, dass er noch eine Weile mit Computertomographie, Ultraschall und so weiter beschäftigt sei. Als ich aus dem Aufzug steige, sitzt er in seinem weißen Morgenrock im Besucherbereich mit einer Arbeitskollegin, die sich schnell verabschiedet. Wie ich später erfahre, machte sie sich Hoffnungen auf G. Plötzlich taucht der Doc in Weiß auf und ruft G. zu sich. Dabei lächelt er mir mit aller Herzlich- und Freundlichkeit zu. Moment mal! Wenn Ärzte in einem Krankenhaus einen Angehörigen nicht nur wahrnehmen, sondern ihm sogar zulächeln, dann ist da doch was faul!

In der längsten Dreiviertelstunde meines Lebens fühle ich mich einfach nur hilf- und machtlos. Vom Fenster aus mache ich mit der Digitalkamera ein Foto der Frankfurter Skyline. Ansonsten laufe ich auf und ab. Schließlich zwinge ich mich auf einen dieser unbequemen Stühle und kaue zum ersten Mal seit über 20 Jahren an meinen Fingernägeln. Ich höre das Schlurfen der Pantoffeln. Langsam, erschöpft und kreidebleich kommt G. auf mich zugeschlichen. In seinem weißen Morgenrock und mit dem dicken, weißen Pflaster am Hals. In dem Moment ist mir klar: Wir müssen uns jetzt mit dem Tod auseinander setzen.

„Es sind keine Lymphome, sondern Metastasen", sagt G., und ich nehme ihn in die Arme. *Krebs!*

***

Das Handy läutet. Ich nehme nicht ab. Der Verkehr rollt wieder. Ich will endlich nach Hause! Seit März begleite ich G. durch diese Krebshölle und habe seitdem praktisch kein Einkommen mehr. Allmählich wird's knapp, und ich muss mich intensiver um eine neue Einkommensquelle kümmern. Im Juli hat mein Auftraggeber Insolvenz angemeldet, während ich mit G. in den USA war. Seitdem gab es keinen Pfennig mehr. Und dem Finanzamt schulde ich auch noch einen Haufen Steuern – angefangen von 1999. Immerhin ist inzwischen September 2001. Eine Zeit lang war ich wie gelähmt. Erst der aufreibende Job mit permanenten München-Aufenthalten, dann plötzlich G.'s Krankheit.

Ich halte kurz beim Supermarkt. Bei mir ist alles alle, und die Wohnung versifft langsam. Zeit ist kostbar, und leider bin ich sehr verschwenderisch damit. Den August habe ich am See verbracht, um abzuschalten. Das ist mir auch gelungen. Heißer Sommer, glitzerndes Wasser und eine dunkelbraune Hautfarbe. Am Sonntag nach seiner vierten Chemo hatte ich G. dorthin mitgenommen und ihm ein gemütliches Eckchen im Schatten eingerichtet. In der Natur schlief er mit einer riesigen blaubunten Libelle auf dem weißen Po. Das Wetter schlug um, und auf einmal war September. Grau, kühl und verregnet.

***

Uniklinik Mainz, Anfang Juni 2001

G. und ich sitzen uns in dem kleinen Bistro neben der Klinik gegenüber. Er ist blass, eingefallen und hält den Kopf gesenkt. Die schwarzen Fingerspitzen in der locker schützenden rechten Faust vergraben, ein Magnum Mandel in der linken Hand. In seinem weißen T-Shirt ist ein Loch. Draußen scheint die Sonne. Schweigen. „Weißt du, den Juni werde ich nicht überleben“, kommt es traurig aus dem eisverschmierten Mund. „Ich habe mich damit abgefunden, an Krebs zu sterben, nur wusste ich nicht, dass das so grausam sein kann. Jeden Tag versagt was anderes im Körper.“ Ich würge an meinem Cappuccino und lege ihm meine Hand auf den Arm. Worte fallen mir keine mehr ein.

Was soll ich Aufmunterndes sagen nach den letzten Wochen in der Hölle von Krankenhäusern, Chemo, Geheimnis umwobenen Onkologie-Professoren und machtlosem Aufbäumen. Grünes Motoröl hat G. im ersten Chemozyklus gekotzt. Seine Finger sind erst weiß, dann blau geworden, und schließlich fingen diese Schmerzen in den Fingerspitzen an. Grauenvolle Schmerzen. Der Professor fand das *interessant*, hat trotz allem nix in die Wege geleitet. Die Mediziner-Eminenz brütet lieber über der Diagnose: „niedrig differenziertes, lymphatisch metastasiertes Plattenepithelkarzinom mit unbekanntem Primärherd!" Und das nach drei Wochen Staging. Staging ist ein Fachbegriff in der Onkologie und bedeutet so viel wie an der Zungenspitze anfassen und feste ziehen, bis das ganze Innere nach außen gekehrt ist, damit man in Ruhe gucken kann. Man hat geguckt – und viele Metastasen gefunden. Aber keinen Primärtumor. CUP, *Cancer of Unknown Primary*, wie man das in der Fachsprache bezeichnet. Das versteht immerhin auch G. Im Internet haben wir uns informiert: Die Prognose ist düster. Die durchschnittliche Lebenserwartung beträgt etwa drei Monate nach Diagnose. CUP ist ein seltener Krebs, an dem nur drei bis fünf Prozent der Krebsfälle erkranken. In den meisten Fällen ist der Primärtumor auch post mortem nicht feststellbar. Die Autopsie haben die in Frankfurt bereits an lebendigem Leibe vollführt. G. wurde meistens gar nicht weiter informiert, welcher Eingriff als Nächstes geplant war. Und wenn, dann haben sie ihm Begriffe um die Ohren geschleudert, wie Prostata-Biopsie, Bronchoskopie et cetera. Die Ärzte sprechen zwar Englisch, doch sie haben überhaupt keine Zeit, auch nur das Geringste zu erklären. Das Pflegepersonal spricht ebenfalls Englisch, darf aber ohne den Doc nix sagen. Immerhin gibt es für jeden einzelnen Eingriff so genannte Patienteninformationsblätter, an deren Ende die Patienten unterschreiben müssen, dass sie mit der OP und deren Risiken einverstanden sind. Doch die sind alle auf Deutsch. G. schrieb immer genau auf, was am nächsten Tag gemacht werden soll, rief mich an, und ich recherchierte im Internet, druckte die englischsprachigen Patienteninformationen aus und brachte sie ihm vorbei. Bei der Visite am nächsten Morgen staunte der Doc, als er auf G.'s Nachttisch den Stapel englischer *Patient's Informations* entdeckte, und entschuldigte sich vielmals, dass das Krankenhaus die nur auf Deutsch hat. Immerhin werden auf diese Weise Marktlücken transparent ...

G.'s Magnum schmilzt in seiner linken Hand, während er es genießt. Er mag Schokolade. Auch beim Sterben. „Die Zeit läuft mir davon", sagt er traurig, „und dabei hatte ich S. und die Kids für August nach Deutschland eingeladen." S. ist seine Tochter und ein Schatz! „Möchtest du, dass wir sie jetzt herholen?", frage ich leise. „Das wird hart", G. laufen die Tränen übers Gesicht. Der große, traurige Pinguin hat seine Federn verloren und erfriert im Eis. Auch ich kann den Kloß im Hals nicht länger unterdrücken. Die Tränen schmecken bitter. Wir halten einander an den Händen fest wie zwei Ertrinkende. Am liebsten würde ich laut schreien: „Du darfst nicht sterben!" Aber das steht mir nicht zu. Die Bedienung kommt vorbei: „Hier dürfen Sie nicht rauchen!"

***

18 Uhr. Ich höre meinen Anrufbeantworter ab, während ich mir ein Bier einschenke. Nichts Weltbewegendes. Die E-Mailbox läuft über – daran bin ich gewöhnt. Auf dem Tisch stapeln sich die Rechnungen. 7.000 Mark Steuern will das Finanzamt von mir für 1999, der Steuerberater für seine Ermittlertätigkeiten weitere 1.500 Mark. Ich ignorier's erst einmal und rufe die News-Agenturmel-

dungen des Tages ab. Die USA haben weltweit Truppenstützpunkte aktiviert. In Afghanistan fliehen die unschuldigen Menschen in die Berge aus Angst vor dem großen Angriff. Die Taliban weigern sich weiterhin, Bin Laden auszuliefern – außerdem sei er sowieso verschwunden. Gut, dass ich keinen Fernseher habe. Dort werden täglich die Bilder von dem grausamen Terrorangriff auf Amerika immer wieder aufs Neue gezeigt – die Kameraleute scheinen sich untereinander wie Hirsche in der Balzzeit zu verhalten. Der Microsoft Flugsimulator ist weltweit vergriffen, und bei CNN.com gibt es eine interaktive, dreidimensionale Flash-Anwendung, mit der die User den Angriff nachspielen können.

Ich schließe den Internet-Browser und kümmere mich um meine Bewerbungen als Online-Redakteurin.

Finale: Adagio lamentoso in Moll

Déjà-vu: Szenen aus der „Klapse“ des Lebens und Sterbens

Februar 2002

Im Raucherraum der psychiatrischen Klinik Bamberger Hof ist nichts los. Die meisten Patienten sind hier nur in der Nachtklinik, weil sie tagsüber einer Arbeit nachgehen. Jetzt ist es drei Uhr nachmittags. Ich bin ganz froh um diese Stille, klammere mich kraftlos an meiner Kippe fest und starre auf die Regentropfen, die an den Altbaufensterscheiben hinabfließen. Die andere Hand noch immer zur knöchernen Faust geballt. Auf der ziemlich versifften Couch kann ich durch den Zwischenraum meiner Beine das Muster des Teppichbodens komplett nachvollziehen. In meinem Kopf rattern die Gedanken, in meinem Bauch der Schmerz und in meinem Herzen die Trauer.

„Es ist gut, dass Sie gekommen sind“, hat Dr. B. am Vormittag gesagt. „Es war wirklich fünf vor zwölf!“ Fünf vor zwölf, denke ich. G. ist um 11:56 Uhr gestorben. Fünf vor zwölf! Ist das alles, was uns noch verbindet? Mit irgendwas muss ich wohl seinen viel zu großen Fußstapfen folgen.

Gegen 17 Uhr wird’s lebendiger. Nach und nach treffen die anderen Patienten ein. Viele sind es nicht, denn der Bamberger Hof ist eine kleine psychiatrische Einrichtung mitten in der Stadt und vorwiegend auf Tages-, Nachtklinik und Krisenintervention spezialisiert. Ein zur Ballaburg umfunktioniertes Hotel. Das hat was! Gegenseitiges Beschnüffeln mit den anderen Psychiatrieerfahrenen. Nett, mal wieder dazuzugehören. Im Prinzip passe ich an diesem Tag richtig gut in diesen kleinen Haufen

Menschen mit kurios anmutenden Verhaltensweisen. Bin kaum in der Lage zu reden, zu atmen oder sonst irgendwas zu tun, sitze passiv und abwesend auf der Couch, rauche und starre Löcher in die Luft. Eine Frau mit dem Kopf voller Zöpfe wiegt sich selbstvergessen vor dem CD-Spieler zu immer wieder derselben Melodie. L., Italiener, verfällt in unregelmäßigen Abständen in Zuckungen und stößt dann ein „Jesus Maria Mama Mia" nach dem anderen aus. Ob ich mal eine Kippe habe, will M. wissen, eine Frau ungefähr in meinem Alter, etwa zwanzigmal so gewichtig. Herrje, fast hab ich sie vermisst, die Zigarettenschnorrerei in der Klapse. Ich gebe ihr eine, und wir kommen kurz ins Gespräch. Besser: SIE redet und erzählt davon, dass es ihr jetzt schon viel besser geht mit den Medikamenten und dass nicht mehr alles unbedingt so perfekt zusammenpassen muss und sie sich nicht mehr dauernd so verzettelt. Das kommt mir bekannt vor, und ich nicke in ehrlicher Zustimmung, was sie wiederum ermuntert, weiterzuerzählen. „Ich bin manisch-depressiv", sagt sie. „Ich auch – eigentlich jedenfalls", gebe ich, ehe ich mich versehe, zurück. „Und was bist du jetzt gerade?" Sie scheint ehrlich interessiert. „Traurig und kraftlos." Mehr kann ich nicht sagen. „Also depressiv?" – „Nein, nicht direkt. Nur traurig, überfordert und hilflos." Sie hat gar nicht zugehört, sondern lässt sich in aller epischen Breite über Manie und Depression aus: „Depression ist viel schlimmer, für einen selbst jedenfalls. Manie eigentlich nur für die anderen – aber eben ein irre tolles Gefühl für einen selber."

„Naja, bis zu einer gewissen Grenze, wenn man plötzlich merkt, was für einen Schaden man angerichtet hat, aber trotzdem nicht mehr bremsen kann", gebe ich zu bedenken.

„Stimmt, ja!" Dann schildert sie ausführlich, wie ihre Manien verlaufen und dass sie auf einmal kein Geld und kein Dach mehr über dem Kopf hat und eben in der Psychiatrie landet. Ich seufze. „Das Schlimmste an der Manie ist für mich, dass ich alles auf einmal angehe und mich dann irgendwann so heftig verrennc, dass gar nix mehr gcht und ich kraftlos zusammenbreche."

„Bei mir ist es so, dass plötzlich alles hundertprozentig zusammenpassen muss und ich mich total reinsteigere. Der Doc sagt, das man so was Schizo-Affektive-Psychose nennt."

„Kann sein", murmele ich erschöpft. Eigentlich habe ich zum Reden gar keine Kraft und auch keine Lust.

Gemeinsames Abendessen um 18 Uhr. Wir sind etwa elf Leute, inklusive ein Pfleger und zwei Pflegerinnen. Eher so was wie eine WG-Atmosphäre. Der Tisch wird gemeinsam gedeckt. Jeder hilft so weit er kann mit. Ich fühle mich auf einmal geborgen, angenommen und dazugehörig, ohne im Grunde zu wissen wozu. Die Weihnachts- und Sylvestertage habe ich ja auch in der Runde gegessen. Bei G.'s Familie in Oklahoma City, doch dort kam ich mir fremd vor. Das hier ist etwas anderes, beschreiben kann ich's noch nicht, dazu ist alles zu frisch und zu schmerzhaft. Vielleicht liegt es daran, dass hier nicht der eiskalte Tod mit am Tisch sitzt und seinen Schatten wirft. Trotzdem ist mir unbehaglich. Seit Wochen kriege ich kaum feste Nahrung runter – und wenn doch, dann kommt alles wenig später rückwärts wieder raus. 15 Kilo habe ich seit Dezember deswegen abgenommen. Und ich habe noch immer Ekel vor allem Essbaren, weil ich das Bild nicht aus dem Kopf kriege, wie G. nachts im Hotel Blut kotzt. Ich weiß, dass das neurotisch ist, weiß das aber auch mein Magen? Die Stimmung ist ungezwungen – jeder nimmt sich wovon und wie viel er mag, keiner kontrolliert irgendwas. M. hat ihren Teller voller Tortellini geschaufelt und grabscht nach den kalten Hähnchenschenkeln. Ich nehme vorsichtig einc Scheibe

Brot und eine Scheibe Käse. Viel geredet wird nicht. Trotzdem ist das Ganze ein lockeres Zusammensein. Die meisten sind schon fertig, als ich noch immer an meinem Käsebrot kaue, was jedoch niemanden kümmert. Wer fertig ist, bringt seinen Kram in die Spülmaschine und verduftet. Mir gefällt das. An diesem Abend muss ich nicht kotzen!

Den nächsten Vormittag Therapiegespräch: „Ja, merken Sie denn nicht, wie sehr Sie sich in Ihre grundlosen Schuldgefühle G. gegenüber verheddert haben?“ Dr. B. hat den Schilderungen meiner aktuellen Krise eine Weile lang zugehört. Die Zusammenhänge kennt er bereits seit über einem Jahr. Mein Therapie-Tagebuch aus H. hatte er auch gelesen, und so hatte ich ihm, nachdem G. gestorben war, nicht viel erzählen müssen. „Dass er jetzt tot ist, ist noch lange kein Grund dafür, dass Sie Ihre Wut gegen ihn in Schuld und Selbstzerstörung umwandeln!“ Dr. B. war schon immer sehr direkt – auch auf ihn bin ich in diesem Moment wütend, obwohl ich weiß, dass er den Dorn unter der Haut aufgespürt hat. Meine Emotionen laufen noch immer Amok, Tränen kullern übers Gesicht und aus der Nase. „Tschuldigung“, schluchze ich. „Sehn Sie“, triumphiert der Doc und reicht mir eine Packung Kleenex, „da haben wir's doch schon wieder! Was soll denn diese Entschuldigung in so einer vertrackten Situation. Da ist weinen doch ganz in Ordnung, da muss das sogar sein. Lassen Sie Ihre Trauer doch raus, verdammt!“ Das braucht er nicht zweimal zu sagen, und ich heule wie ein Schlosshund. „Aber, sniff, ich liebe ihn doch noch immer“, japst schließlich das jämmerliche Stimmchen aus mir raus, „und, sniff, er hat mich auch bis zum Schluss geliebt!“ – „Da haben Sie mit Sicherheit Recht. Ihrer beider Liebe hat Sie zusammengeführt und bis zum Schluss den Schmerz gemeinsam durchstehen lassen. Aber merken Sie denn nicht, dass die Liebe nur ein Teil

Ihrer gemeinsamen Geschichte war? Ich fürchte, Sie erheben G. nach seinem Tod zu einer Art ausschließlich positivem Idealwesen, was kein Mensch ist, kein Mensch je erfüllen könnte, tot oder lebendig!“ Ich stutze und höre vor Schreck auf, Tränen zu vergießen. Irgendwo hat er Recht. Ich erinnere mich an unsere Beziehungskrise und Trennung 1998. Da war ich sauer auf G., und wie! Vor allem, wie er versucht hatte, mich zu vereinnahmen, mir keinen Raum zum Atmen mehr ließ und mir sogar in die Klinik nachgeschlichen ist. Ich erzähle noch einmal von diesen Vorfällen und spüre, wie die Wut in mir hochkommt. „Ja, sehr gut! Spüren Sie genau rein, was Sie fühlen und sprechen Sie's aus.“ Statt es auszusprechen, kommt ein – meiner Meinung nach total abgedrehter – Aufschrei aus meinem Inneren: „Und er hat diesmal wieder genau dasselbe gemacht. Ich hatte keine Wahl! Hätte ich einen Schwerkranken, der zu mir gekrochen kommt und mit dem mich so viel verbindet, einfach abblitzen lassen können?“ Inzwischen habe ich beide Hände zu Fäusten geballt. Dr. B. schweigt und sieht mich erwartungsvoll an. Das macht mich noch wütender. „Und dann lässt der mich auch noch mit dem ganzen Chaos und dieser Nachlassscheiße hier einfach allein!?“ Der Doc ist sichtlich zufrieden. Bald liegen fast alle Wunden blank, und das ist seiner Meinung nach offenbar nötig, um sie ordentlich wieder zuzunähen, statt irgendwas drüberzukleben, damit sie bei nächster Gelegenheit doppelt klaffend wieder aufreißen. Und er setzt gleich eins drauf – eine Frage: „Merken Sie was?“ – „Was soll ich denn noch merken außer Wut auf den armen G.? Sind Sie vielleicht eifersüchtig?“ – „Es geht hier nicht um mich, sondern um SIE. Oder weswegen sind Sie hergekommen?“ Ich seufze und schildere ein weiteres Mal die unkomplizierte und phantastische Art und Weise, wie G. und ich einander begegnet sind und den gemeinsamen

Höhenflug angetreten haben. „Eine Reise ohne Grenzen ...“, ergänzt der Doc, und ich kapiere schon wieder nicht, worauf er hinaus will. „Grenzen – na klar, die hat es von Anfang an in unserer Beziehung nicht gegeben.“ „Doch“, lächelt der Doc, „Sie haben Ihre nur nie gesetzt dabei. Und plötzlich, als es zu spät war, haben Sie gemerkt, wo die gewesen wären. Aber da hatten Sie dem G. schon zu viel Freiraum zum Vereinnahmen gegeben. Und er hat das ordentlich ausgenutzt.“ – „Stimmt“, erinnere ich mich. „Und er hat es nicht ertragen, dass ich einfach so ein halbes Jahr in die Klinik gehe, aus Angst, mich zu verlieren. Und als ich meine Grenzen nach fünf Monaten Therapie gesetzt hatte, hatten wir das Drama.“ – „Gehen Sie einen Schritt weiter“, steigt der Doc ein. „Denken Sie noch einmal an die Szenen mit seinen Grenzübertretungen. Was fällt Ihnen spontan dazu ein?“ Mir wird plötzlich eiskalt. „Missbrauch", entfährt es mir, und dann gleich noch mal als Schrei: „MISSBRAUCH!!!“

Nach diesem Therapiegespräch bin ich nur noch ausgelaugt und fix und fertig. Eigentlich hatte ich nur für 24 Stunden Krisenintervention in die Klinik gehen wollen, aber jetzt merke ich, dass ich mehr Zeit brauche. „Er hat Sie körperlich und psychisch missbraucht, und Sie haben es zugelassen.“ Dieser Satz hängt in mir fest und geht weit über G.'s Leben und Tod hinaus. Borderline. Die *Muster*, die *Grenzen* – alles das schwirrt durch meinen Kopf. Und auch der Satz aus G.'s Tagebuch-Brief an mich, den ich nach seinem Tod in seinem Gerümpel gefunden habe: „Be ahold of yourself: For every second of pain you feel, Marianne feels hours.“ Mache dir klar: Für jede Sekunde Schmerz, die du fühlst, fühlt Marianne Stunden. Schmerz, Selbstverletzung, Selbstzerstörung. Es rattert in meinem Kopf. Erschöpft falle ich auf mein Bett und starre Löcher in die Luft. Dann wieder überfällt mich die Traurigkeit. Die Erinnerung an die letzten Wochen und Monate kommt in mir hoch, und ich weine mich in den Schlaf.

November 2001

Ich habe G. zum Essen eingeladen – obwohl das gar nicht nötig gewesen wäre. Er kommt sowieso jeden Abend nach dem Büro bei mir vorbei. Sein Tagesablauf beginnt mit der Strahlentherapie, setzt sich nachmittags mit ein paar Stunden Büro fort und endet mit unseren gemeinsamen Stunden am Abend. Schon seit ein paar Wochen geht es ihm schlechter. Das sind die Nebenwirkungen der Bestrahlung – davon sind wir immer noch überzeugt. Er ist blass, schlapp und hat keinen Appetit mehr. Abends Kneipe oder ausgehen ist schon lange nicht mehr. Immerhin ist eine Strahlentherapie keine Höhensonne. Er musste sie machen, weil im Halsbereich neue Metastasen aufgetreten waren, die auf die Chemo nicht angesprochen hatten. Ich habe eine Hühnersuppe gekocht, die bekommt ihm ganz gut. Kräutertee habe ich auch gekocht. Seit kurzem verträgt G. auch kein Bier mehr, und das ist eigentlich ein ernstes Zeichen.

„Hast du inzwischen die Ergebnisse von deinen letzten Check-up-Untersuchungen im Oktober?“, frage ich ihn, während er den Löffel in seiner Hühnersuppe ein paarmal rumdreht. Er ist nicht nur bleich, sondern irgendwie auch ein bisschen gelb. Aber vielleicht ist das ja nur die Beleuchtung. Nein, immer noch nicht. Die haben sich noch nicht bei ihm gemeldet, also wird wohl alles O. K. sein mit den CTs, Ultraschalls und Blutwerten. Ich bin skeptisch, er sieht wirklich elend aus und schleicht nur noch durch die Gegend. Gerade mal ein Schälchen Hühnersuppe und Kräutertee kriegt er in sich rein und muss sich dann erst mal auf meiner Couch eine Weile hinlegen. Das ist echt bedenklich! Noch vor einem Monat hat er sich auf dem Oktoberfest in München mit zehn Maß Bier einen angeschickert, ist am nächsten Tag auf der Zugspitze rumgeklettert, und wir hatten eine lustige Zeit dort. Von einem Tag zum anderen ging's plötzlich rapide bergab, auch ohne Seilbahn. Zurzeit kommt er kaum noch die Treppen zu meiner Wohnung hoch. Déjà-vu, das hatten wir im März schon mal. Ob das alles Nebenwirkungen der Strahlentherapie sind?

Frankfurt, Dezember 2001

G. geht es immer schlechter. Jeden Morgen schleppt er sich zur Bestrahlung, will dort unbedingt allein hin und danach ins Büro – auch das braucht er unbedingt, weil es für ihn Eingebundensein ins alltägliche Leben bedeutet. Kann ich verstehen. Allmählich machen wir uns wirklich alle Sorgen um ihn. Weihnachten rückt näher, und ich frage ihn, ob er das Fest mit uns – meiner Familie und mir – in Kassel verbringen möchte. Wie früher. Er ist herzlich eingeladen. Und die Kraft, in die USA zu fliegen, hat er im Moment nicht. Er zögert ein paar Tage. Er würde das Angebot gern annehmen, aber auch noch einmal in seinem Leben Weihnachten bei seinen Kindern in Oklahoma verbringen. Wir beide wissen, dass es sein letztes sein wird, sprechen es aber nicht aus, dieses ES, was uns allmählich wie ein bedrohlicher schwarz-nebliger Schatten umgibt. Dann entscheidet er sich. Dieses Weihnachten will er in seiner Heimat verbringen. Ich kann das nachvollziehen, werde aber traurig bei dem Gedanken, dass das Trennung voneinander bedeutet, nachdem wir uns wieder so nahe gekommen sind und alles miteinander teilen. „Willst du mitkommen?", kommt seine Frage ziemlich unmittelbar. Ich schlucke. Er gibt mir vierundzwanzig Stunden Bedenkzeit. Da gibt's eigentlich nicht viel zu bedenken. Die Antwort heißt: Ja!

Mit der Bestrahlung wird es knapp. Wenn wir am 18. fliegen, muss er entweder auf die letzten Sitzungen verzichten, sie in den USA fortsetzen oder sich drei Tage lang bis zum Abflugtag die doppelte Dosis einverleiben. Mitte Dezember begleite ich ihn zu seinem Radiologen, um das zu klären. Der lächelt freundlich. Kein Problem, G. habe die Bestrahlung bisher so gut vertragen, dass wir ruhig die letzten Sessions doppelte Dosis fahren können. Wirklich kein Problem. Wir sprechen G.'s Symptome an, die Übelkeit, den Juckreiz, die Rückenschmerzen und alles. Das sei normal. Nebenwirkungen der Strahlentherapie. Nicht der Rede wert. Das regeneriert sich schon wieder. Na gut, netter Kerl, dieser Strahlendoktor, und die Leute in der Radioonkologie sind auch echt freundlich. Die haben G. Blümchen und eine Sonne ins Bestrahlungsfeld gemalt. Frühlingsgefühle im Strahlenkeller, immerhin.

Trotzdem lasse ich nicht locker. „G., willst du nicht wenigstens die Ergebnisse deiner ganzen CTs vom Oktober endlich mal erfahren, damit wir planen können?" (Was soll überhaupt aus unserem Vorhaben werden, gemeinsam nach Kalifornien zu gehen? Und vor allem wann?) Er lässt sich überzeugen, und so marschieren wir eines Tages nach seinem Strahlentermin hoch in die Onkologie, mit dem Vorsatz, nicht wieder da wegzugehen, bis die endlich einmal mit der Sprache rausrücken, die da oben. Schon an der Eingangstür begegnen wir Dr. H. Die lächelt freundlich und teilt G. mit, er möge sich nach Abschluss seiner Strahlentherapie bitte umgehend auf Station melden – zu einer erneuten Chemotherapie. Diesmal mit anderen Präparaten. Das Abdomen-CT habe neue wachsende Lymphknoten gezeigt, die auf die bisherige Medikamenten-Kombination nicht ansprechen. Aber das habe Zeit bis nach Weihnachten. Punkt. Mir bleiben Spucke und Atem weg, das Herz kommt kurzzeitig zum Stehen. Dass es G. ähnlich geht, merke ich daran, dass wir uns beide irgendwie aneinander festklammern. Zwischen Tür und Angel mal eben die Mitteilung: Tut uns Leid, Ihr Krebs wächst weiter. Mir fehlen die Worte. Der Ärztin nicht. Die schaut G. an: „Sie sehen nicht gut aus. Kommen Sie doch bitte gleich mal mit rein zur Blutabnahme.“ Während ich G.'s Mantel und Tasche halte, kommt Schwester C. auf mich zu und drückt mir zwei Urinkanister in die Hand: „Er soll schon mal sammeln.“ Ziemlich abrupt finde ich meine Sprache wieder: „Sammeln? Sollen wir damit jetzt auf der Frankfurter Zeil rumlaufen und da jeden Penner mal reinpinkeln lassen?“

Im Auto sagt G.: „Die checken jetzt, ob ich morgen eine Bluttransfusion bekommen soll oder nicht. Wegen Hämoglobin und so was.“ – „Scheiße, und wie fühlst du dich damit?“ – „Mixed. Hast du Lust, irgendwo mittagessen zu gehen?“ – „Klar. Wie wär's mit dem Chinesen in Niederrad?“

G. sitzt vor seinem Jasmintee, ich vor einem Mineralwasser. Immer noch fassungslos reden wir über das Tür-und-Angel-Gespräch mit der Ärztin. Neue Tumore, neue Chemo – aber was sind das für Tumore, und was geht jetzt überhaupt weiter ab? Haben die da nicht mal fünf Minuten Zeit, einem so was im Sitzen mitzuteilen und Fragen zu beantworten? Neue wachsende Knoten heißt noch gar nix. Kommt in den besten Krebsfamilien vor. Haste noch mal den Wisch, wo du das Chemo-Ding aufgeschrieben hast? „Gemcitabin“, keine Ahnung, was das ist – ich gucke mal im Internet in die Rote Liste.

Dort steht, dass Gemcitabin ein relativ neuer Zellteilungshemmer ist und gute Erfolge bei Ovarial- und Pankreaskarzinomen zeigt. Eierstockkrebs hat G. mit Sicherheit nicht, bleibt die Bauchspeicheldrüse. Kann eigentlich nicht sein, dann hätten die das beim Staging diagnostiziert oder heute etwas gesagt. Egal, ich drucke G. alles aus, was ich finde, und bringe es ihm am nächsten Tag im Büro vorbei, wo er wie ein ziemlich gelbes Häufchen Elend an seinem Schreibtisch sitzt. Gelb – das wäre eigentlich die Leber. Mit der scheint auch was nicht zu stimmen, seitdem er kein Bier mehr verträgt (oder umgekehrt???).

Oklahoma City, USA, Dezember 2001

Emergency Room gibt es nicht nur im Fernsehen, sondern auch ganz real. Gemeinsam mit G. erlebe ich es zwei Tage vor Weihnachten bei einer ganz normalen Notaufnahme in Oklahoma City. Der Hinflug war ein Horror. Jeden Moment dachte ich, G. kollabiert mir auf der Stelle. Zur Abwechslung kümmerte ich mich diesmal um Gepäck, Umsteigen, Mietwagen – auf unseren bisherigen Abenteuerreisen hatte G. das immer alles im Griff. Von dem Essen im Flugzeug ist ihm schlecht geworden, und wie wir nach 15 Stunden endlich im Haus seiner Tochter in Oklahoma unbeschadet angekommen sind, ist mir immer noch schleierhaft. Alarmstufe rot – oder besser gelb, denn so ist G.'s Hautfarbe. Extreme Bauchschmerzen, Kotz- und Schwächeanfälle und ähnliche Eskapaden führen dazu, dass ich ihn in Oklahoma City zwei Tage nach Ankunft in die Notaufnahme bringe, auch wenn G. das nicht so toll findet – aber Scheiße, es geht jetzt nicht mehr um TOLL-FINDEN. Dass wir nicht zum Spaß hier sind, wissen wir ja eigentlich beide.

Endloses Warten in der *Waiting Area*. Seine Tochter, S., die ich verständigt habe, kommt später dazu, als wir noch immer im Warteraum sitzen. G. hat den Kopf gesenkt und will ihn nicht mehr heben. Abwechselnd massieren S. und ich seinen Rücken, bis wir um 18 Uhr endlich drankommen. Aber das heißt noch gar nichts. G. muss ins Flügelhemdchen wechseln und sich anschließend auf einer Mischung aus Sitz-Stuhl-Bett niederlassen. Unbequemer geht's nicht. Das grelle Neonlicht ist Folter. Wir schalten es aus und die Beleuchtung des Röntgenschirms ein. Das ist immerhin angenehmer. Ich ziehe dieses Stuhlgebilde so weit es geht auseinander, damit es einem Bett ähnlicher wird und G. sich austrecken kann. S. holt inzwischen Eiswasser für uns drei. Endlich taucht ein Arzt auf, der viele Fragen stellt. Fragen, die G. und ich in den letzten Monaten bereits hundertmal beantworten mussten. Gott sei Dank haben wir die Kopien aus seinen Krankenakten dabei, darunter meine kompletten englischen Übersetzungen und den Bericht des kalifornischen Doktors aus Beverly Hills, der eine sehr gute Zusammenfassung geschrieben hatte. G. muss trotzdem alle Routineuntersuchungen, Blutabnahmen und so weiter über sich ergehen lassen. Er tut mir so Leid. Wie ein Häufchen Elend lässt er alles mit sich machen. In diesem Augenblick empfinde ich so viel Zärtlichkeit für ihn. Immerhin wird in Amerika Englisch gesprochen. Im Gegensatz zur Frankfurter Folterkammer. Das ist schon der einzige Unterschied.

Anschließend der Durchgang durch die medizinischen Torturen: Ultraschall, Kontrastmittel fürs CT trinken, und dann ist wieder Pause. Inzwischen ist es 22 Uhr. S. und ich beschließen, etwas essen zu gehen. Etwa so lange wie das CT dauern wird. Wir fahren zum Mexikaner um die Ecke, knapp zehn Meilen vom Krankenhaus entfernt, und sind pünktlich zurück. Das Treffen im *Emergency Room* wird weniger gemütlich als vorhergesehen. G. bekommt plötzlich extremen Schüttelfrost mit hohem Fieber. Allergische Reaktion auf das Kontrastmittel. Während ich ihm Wärmemassagen mache, schleppt S. Decken an, bis das Personal nach einer Ewigkeit endlich reagiert und jede Menge Schläuche, Sauerstoffgerät und einen piepsenden Monitor ansetzt. Das alles so unmenschlich und abrupt, dass G. sich wehrt.

Im *Emergency Room* kommt es zum Ringkampf. Fernsehen ist nichts dagegen. Kaum ist das grünweiße Geschwader wieder draußen, helfe ich G., alles wieder loszuwerden, da er mehr unter dem ganzen Firlefanz als unter seinen eigenen Beschwerden leidet. Also alle Schläuche und blinkenden Dinger wieder ab, während S. auszieht, irgendeinen Arzt zu suchen. G. ist sichtlich erleichtert, sich wieder frei bewegen zu können, und schläft ein. Nicht lange, dann wird er unruhig und schließlich so ruhelos, dass er permanent irgendwo anstößt (kein Wunder bei dem unbequemen Gestell), aufspringt, sich übers Waschbecken hängt, wieder umkippt. Ihm wird plötzlich übel. Ich halte die Kotzschale, aber auch das ist wieder verkehrt. G. kämpft mit Händen und Füßen, ist ganz von Sinnen, und ich polstere alles Metall mit Kissen und Decken ab, damit er sich nicht verletzt. Schließlich legt er sich wieder auf dieses schmale Ding, wälzt sich aber so hin und her, dass ich Angst habe, er fällt runter. Ich klappe das Gitter hoch, polstere es ab, doch das ist das Letzte, was er will, also klappe ich es wieder runter. Er setzt sich auf, um sich davon zu überzeugen. Ich massiere seinen Rücken, er wird ruhiger, immer ruhiger, ich massiere weiter, streichele seinen Kopf, küsse sanft seinen Nacken, streichele ihn ganz sanft, er atmet ruhiger: „I love you“ – „I love you too“. Die Tür wird aufgerissen, der Arzt ist da. Doctor Procter. Allein der Name erinnert mich an Meister Proper, und so sieht der auch aus. „Sir, Sie müssen mir ein paar Fragen beantworten!“ G. ist wieder voll dabei. Jawoll, Herr Doktor. Dann geht noch mal dieselbe Fragerei los wie ein paar Stunden zuvor: Alter, Geschlecht, Vorerkrankungen, Beschwerden, Medikamente – ich krieg die Krise und muss erst mal raus eine rauchen. S. ist ja dabei. Als ich wiederkomme, liegt

G. bleich und schlafend auf diesem unbequemen Ding. Den rausgehenden Doc frage ich nach den Ergebnissen von CT und Ultraschall. Die sind noch nicht da. Es ist inzwischen Mitternacht. G. röchelt plötzlich und wird wieder unruhig. Kämpft wie ein Löwe, versucht alle Gestelle rauszureißen, die ihm im Weg sind, was ich stark nachvollziehen kann. Es wird bedenklich. Eine Anästhesistin kommt vorbei und spritzt ihm ein Beruhigungsmittel. Das hilft aber nix. Als der Arzt um 1 Uhr morgens wiederkommt, ist G. immer noch am Kämpfen. Auch wenn S. und ich ihm abwechselnd den Rücken streicheln. Er ist außer sich, möchte nicht hilflos hier ausgeliefert und gefangen sein, ich feuere ihn darin sogar noch an und halte ihm ein Kissen entgegen, gegen das er boxen kann – es wirft mich fast um. Ergebnis: Die spritzen ihm eine Dosis Tranquilizer, bis er in das zerwühlte Emergency-Bettzeug sinkt und einschläft. Ich bin entrüstet und hilflos. Das geht hier ja zu wie in der Psychiatrie! In dem Moment kommt der Arzt mit den Ergebnissen rein. Ein Pankreas-Tumor von 8 cm Durchmesser. Die Leber sei bereits am Versagen und alle Durchgangswege zwischen Galle und Nieren blockiert. Man müsse einen so genannten Stent legen, damit irgendwo wieder irgendwas durchfließt. G. werde sofort stationär aufgenommen, damit die entzündlichen Prozesse via Antibiotika-Infusion und so weiter … Den Rest kriege ich gar nicht mehr mit. Das ist das Ende, mehr habe ich nicht im Kopf und im Bauch, und es tut so weh. Ich renne raus und muss kotzen. Und eine rauchen.

Als ich wiederkomme, schläft G. noch immer. Meister Proper nimmt nochmals die Krankengeschichte auf und schreibt alles genau mit. „Last Christmas“ brummt es durch meinen Kopf, und ich antworte gehorsam auf alle medizinischen Fragen bezüglich G.'s Krankengeschichte. Lasst ihn bitte in Ruhe, er schläft jetzt!

Wir warten bis vier Uhr morgens im *Emergency Room*, bis endlich jemand kommt, um ihn in ein Zimmer zu bringen. S. und ich schlafen dabei auf dem Fußboden vor dem Ding, auf dem G. liegt und von dem Meister Proper meint, dass es eher eine Strafe als ein Bett sei.

Weihnachten 2001

Über Weihnachten haben sie ihn frei gelassen, damit er in seiner Familie sein kann. Es ist eine Qual für ihn, doch er lässt es sich nicht anmerken. Es ist immerhin sein letztes Weihnachten. Die meiste Zeit liegt er auf der Couch. Ich bringe ihm ab und zu etwas Haferschleim und Sprite. Das ist das Einzige, das er verträgt. Immerhin ist Weihnachten! Gemeinsames Essen in der Familie an *Christmas Eve*. G.'s Präsenz am Tisch ist eher symbolisch. Für all die Fotos, die noch gemacht werden müssen. *Christmas Morning*, Geschenkeaufreißen am Morgen. Nötige Rituale, um dem Sterben einen Anschein von Normalität zu verleihen. Fortan halte ich alles mit der neuen Digitalkamera fest, einem Geschenk von G.

Sylvester 2001/2002

Ich fotografiere nur noch: Alles, was sich irgendwie vor die Linse kriegen lässt. Alles, was G.'s letzte Tage auf dieser Welt dokumentiert. Es wird fast schon zur Manie. G. hat mir diese Digicam zu Weihnachten geschenkt, und ich zeige ihm damit auch, wie sehr ich sie benutze und alles festhalte. A. ist inzwischen auch eingetroffen und hat sich vor lauter Begeisterung genau dieselbe Kamera gekauft. Jetzt fotografieren wir um die Wette, haben beide unsere Laptops dabei, und es entgeht uns nichts! A. und ich sind G.'s beste Freunde im Leben. Jetzt dokumentieren wir sein Sterben. Er hat es so gewollt – auch wenn er es nicht gesagt hat. Er hat nie gesagt, was er wollte. Das sollte ich alles erspüren und es war eine der schönsten Entdeckungsreisen in meinem Leben. Wenn auch ziemlich chaotisch oft.

Am Sylvesterabend liegt G. gelb und krank auf der Couch. Seine Familie feiert auswärts. S. geht in einen Club, ihre Töchter auf Teeny-Parties. S. lässt sich gerade vom Vater ihrer Mädels scheiden. Scheidung gehört in Oklahoma zum guten Ton! Wie auch immer: A., G. und ich verbringen diesen Abend geruhsam zu dritt vor dem Fernseher. Zur Abwechslung pennt mal A. ein und ich versorge G. auf der Couch mit Haferschleim, Sprite und diesem Eiweiß-Drink, den er auch verträgt. Es ist das schönste und traurigste Sylvester meines Lebens. Ich halte G.'s kalte Hand, massiere immer wieder seinen Rücken. Wir verfolgen den Jahreswechsel in den verschiedenen Zeitzonen auf dem Fernsehbildschirm. Nach den Geschehnissen vom 11. September ist New York besonders bewegend. Die Massen auf dem Time Square. Keine Angst, sondern Triumph! Zwischendurch kommt S.'s Ex-Mann vorbei, inhaliert unser kleines privates kaltes Buffet, trinkt ein paar Biere und verschwindet wieder. Die beiden hätten das auch einfacher haben können: In jedem größeren Drugstore in Oklahoma gibt es Scheidungsformulare als *Do it Yourself Divorce Kit.*

Zu Mitternacht gibt es Tränen von mir an G. Er kann nicht mehr weinen. A. trinkt hilflos ein Glas Sekt.

Januar 2002

Ich sitze im Flieger zwischen Oklahoma City und Denver – in Tränen aufgelöst. Die Rückreise über Los Angeles hatten wir für den 5. Januar geplant. Am 10. Januar bin ich im gleichen Flugzeug, in dem ich mit G. vor fünf Tagen hätte fliegen sollen. Es kam mal wieder alles anders.

Sylvester haben wir nicht wie geplant in Los Angeles verbracht. G. ist auch nicht, wie befürchtet, an Sylvester gestorben. Wir zwei sind am 2. Januar trotz allem nach Los Angeles geflogen, weil G. unbedingt noch einmal mit Doktor W. in Beverly Hills sprechen wollte. Koste es, was es wolle. Es kostete G.'s letzte Energiereserven. Ohne Hilfe hätte er diesen Trip nicht mehr geschafft!

Comprehensive Cancer Center in Beverly Hills – drei Stunden warten. Ich fürchete schon, G. überlebt das nicht mehr. Die ganze Zeit habe ich seine Hand gehalten, seinen Rücken gekrault und mich gefragt, wo und wie er denn nun sterben möchte. Als ich ihn fragte, wusste er es immer noch nicht.

Er wusste es nach der langen Unterrredung mit Dr. W., der uns eine Entscheidung dringend ans Herz gelegt hatte: Oklahoma City. Der Abend in Hermosa Beach ist traurig. Nachdem G. eingeschlafen ist, gehe ich noch stundenlang am Strand entlang, höre den ständig kreischenden Möwen zu und kann nicht glauben, dass G. so bald sterben wird. Vielleicht stirbt er gerade, während ich durch den nassen Sand laufe und weine. Wir haben darüber gesprochen, dass er nach Oklahoma zurück möchte, um dort und nicht hier in Kalifornien zu sterben. Und wenn G. was sagt, dann macht er das auch! Er will in Oklahoma sterben und noch einen Tag hier in Hermosa Beach verbringen, wo er jahrelang gelebt hat. Ich habe meinen Rückflug verschoben und begleite ihn am nächsten Tag nach Oklahoma, verzichte auf all die Termine und was sonst in Deutschland anliegt. Ich werde ihn begleiten!

Als ich vom Strand zurückkomme, ist G. unruhig. Ich kraule seinen Rücken, bin bei ihm. Er kuschelt sich an mich. „I love you" – „I love you too". Eng aneinander gekuschelt schlafen wir ein. Dann wird ihm schlecht. Er geht kotzen im Bad, obwohl er nichts mehr im Magen hat. Als ich zu ihm komme, um ihn zu stützen, weigert er sich. Danach kann ich ihm nur mit einem warmen Lappen helfen, wieder ruhiger zu werden. Er zittert. Mit dem lauwarmen Lappen wärme ich seinen Nacken, gebe ihn ihm, damit er sich selbst das Gesicht abwischen kann, um seine Autonomie zu wahren. Wieder versuchen wir, ein paar Stunden zu schlafen. In Löffelstellung, so wie G. das immer geliebt hat nach dem Sex. Ganz eng aneinander gekuschelt. Er klammert sich an mich wie ein Ertrinkender und doch ist es gleichzeitig auch zärtlich. Ich nehme es an und auf, und so können wir eine Weile schlafen. In den frühen Morgenstunden geht es wieder los. Übelkeit, kotzen, dann ein Schrei. Ich folge ihm ins Bad. Blut, überall Blut. Ich nehme ihn in die Arme und helfe ihm, die Spuren dieses Desasters von Gesicht und Armen zu wischen. Wir wissen beide, dass es jetzt verdammt ernst wird. Wir nehmen Abschied voneinander – eigentlich nicht nur in diesem Moment, sondern die ganze Zeit schon. Verrückt, dass uns das gerade in diesem Augenblick bewusst wird. Er schluchzt in meine Schulter, und ich weine in sein ergrautes Haar. Wir wissen beide, dass das Ende nahe ist.

Trotzdem fliegen wir noch nach Oklahoma City zurück, wo er geboren ist und wo er sterben möchte. Drei Stunden Aufenthalt in Denver – es ist die Hölle! Bei seiner Tochter S. angekommen, braucht es eine Weile, bis sich alle an die Situation gewöhnt haben. Nicht G. kommt hier, sondern ein Todkranker.

Am nächsten Morgen bringen wir ihn ins Krankenhaus. Nochmal Ultraschall, CT und weiß der Geier. Die Leber habe versagt, aber mit dem Stent ließe sich noch einiges machen, um die schlimmsten Symptome zu mildern. Die medizinische Fachliteratur nennt das „Erhaltung der Lebensqualität". Mein Flug nach Frankfurt geht am nächsten Morgen: „Wann bitte können Sie diesen

Stent legen?“ Noch mal *Emergency Room* mit allem Brimborium. Immerhin kriegt er erst mal ein Zimmer. Ich bleibe die ganze Zeit bei ihm. Er schläft viel und wir halten dabei einander an der Hand. S. kommt gerade rechtzeitig dazu, als sie ihn zur OP abholen, um den Stent zu legen. Im Aufzug halte ich seine Hand, während er geschwächt im Bett liegt. Das sollte das letzte Mal sein, dass wir bewusst einander bei der Hand gehalten haben.

An diesem Abend ist er nicht bei Bewusstsein aus der Narkose erwacht. Ich habe ihn danach noch einmal umarmen können, aber das hat er in dieser Nacht nicht mehr mitbekommen.

Am nächsten Morgen geht mein Flug zurück nach Frankfurt: von Oklahoma City über Denver, Los Angeles und San Francisco. 36 Stunden unter Tränen unterwegs. Ich habe danach noch zweimal mit G. am Telefon sprechen können, als er zwischenzeitlich bei Bewusstsein war. Seine letzten Worte waren: „Wie weit sind die Klempner in der Wohnung?“ Danach musste er auf die Intensivstation. Er wusste, dass ich am 18. Januar zurückkommen würde (diesen Flug hatte ich auf die Schnelle gebucht, nachdem dort alle gesagt hatten, dass nix mehr zu machen ist). Stündlich telefonierte ich in den folgenden Tagen mit der Intensivstation in Oklahoma City. Am Montag hieß es: „Wir geben ihm noch zwei Tage“. Am Mittwochabend gab man ihm noch zwei Stunden. Am Donnerstagmorgen kämpfte er noch immer. Am Abend dieses 17. Januar (11 Uhr 56 Oklahoma-Ortszeit) starb G. Und ich war nur telefonisch dabei. Das war die grauenvollste Woche meines Lebens!

G. ist tot – das ist bei mir noch immer nicht angekommen, als ich schon wieder im Flieger nach Oklahoma City sitze. Diesmal über New York und Houston. Tränen habe ich keine mehr, bin wie in Trance. Warum so schnell? Warum bin ich überhaupt nach Deutschland zurückgeflogen? Nach einem anstrengenden Flug komme ich in Oklahoma City an. Mietwagen und Motel hatte ich zuvor reserviert – es ist weit nach Mitternacht. Bin kurz davor durchzudrehen!

21. Januar 2002 – Die Beerdigung

So schnell geht das nicht mit dem Durchdrehen in Oklahoma. Die Familie ist vollständig beisammen. Es herrscht hektisches Treiben. Alle sind vollauf mit Vorbereitungen beschäftigt. Ich geselle mich einfach dazu. Die Collage für G. aus all den Fotos seines Lebens will gestaltet werden – und ich habe auch eine Menge Fotos mitgebracht. *A Celebration of Life* soll das Ganze heißen und neben seinem Sarg stehen. Weil niemand die Originale seiner Fotos opfern will, müssen innerhalb von einem Tag noch Kopien angefertigt werden. Das ist mein Ding, und L., einer von G.'s Cousins, entpuppt sich als wahrer Layouter. Währenddessen liegt G. im *Funeral Home* aufgebahrt, und ich möchte ihn sehen, um mich von ihm endgültig zu verabschieden. Das klappt dann auch endlich! Als ich ihm so begegne, kann ich nicht begreifen, dass er tot ist. Es kommt mir vor, als würde er jeden Moment mit einem hämischen „Ätsch" wieder aufstehen. Ich nehme seine kalte und steife Hand, sage ihm ein letztes Mal „I love you". Seine Lippen wurden künstlich zugeklebt, sonst wären sie jetzt offen. Trotzdem küsse ich sie. Und ich weiß in dem Moment, dass ich einen Toten berühre und küsse – es ist ein toter Körper, aber ich küsse sein Leben! Ich umarme all die Super-Zeiten, die wir miteinander hatten und halte dabei einen starren und reglosen Körper in meinen Armen. Seine Brust ist kalt und steif – auch meine warmen Tränen können kein Leben mehr in diesen totenstarren Körper bringen. Mein Kopf weiß das, mein Bauch noch nicht. Und deswegen umarme ich eine

Leiche! Es geht immer noch die Wärme seines Lächelns von ihr aus. Ich brauche sehr lange, mich auf diese Weise von G. zu verabschieden. In dem Moment verstehe ich, dass ich überhaupt sehr lange brauchen werde ...

Der Tag der Beerdigung ist so voll an Emotionen und Action, dass ich kaum zur Besinnung komme. Ist auch gut so! Bis auf den letzten Drücker arbeiten wir an dieser Collage, sind beschäftigt. Als wir in der Kapelle sitzen, mit Blick auf den geöffneten Sarg inmitten eines Blumenmeers, wird der Kloß in meinem Hals dann doch bis zum Platzen dick. G. hält seinen Pass, sein Handy und seinen Palmtop in den Händen. Am Kopfende steht sein aufgeklapptes Notebook. Zu seiner Linken habe ich die vier Aquarelle platziert, die die russische Malerin Galina Romanovskaja im vergangenen Mai eigens für G. gezeichnet und nach Deutschland geschickt hatte. Sie werden mit ihm unter die Erde gehen. Als die Musik einsetzt – „How many roads ..." – habe ich das Gefühl, das alles nicht mehr auszuhalten, diese Zeremonie nie und nimmer durchzustehen. Irgendwie schaffe ich es doch, bis zum Schluss mit versteinerter Miene dazusitzen und es zu ertragen. Dann kommt die Abschiedsrunde, bei der alle Anwesenden noch einmal an G. vorbeigehen, um *goodbye* zu sagen. Dafür hatte ich eigens eine wunderschöne rote Rose besorgt. Die gebe ich ihm nun so in die Hände, dass die edle Blüte dort zum Ruhen kommt, wo einmal sein warmes und großzügiges Herz geschlagen hat. Danach breche ich in Tränen aus und kriege vom Rest nicht mehr viel mit. Irgendwer umarmt mich, reicht mir Kleenex, wünscht herzliches Beileid – es geht an mir vorbei wie ein surrealistischer Film. Wie in Trance erlebe ich den Weg zur letzten Ruhestätte. Der Sarg ist nun für immer geschlossen. Tausend Blumen schmücken ihn. Die werden auch bald verwelkt sein. Alles, was bleibt, ist die

Erinnerung an eine Hand voll gemeinsam verbrachte Zeit.

Auf der Party nach der Zeremonie wird gefuttert, getrunken und gelacht. Wie schaffen die Leute das nur? Ich bin noch immer wie versteinert – und doch beteilige ich mich an der Konversation. *Sharing memories* – Erinnerungen austauschen. So geht das auch die nächsten Tage weiter, in denen ich mit S. noch allerhand Organisatorisches kläre. G. hat immerhin in Deutschland gelebt, und dort muss jetzt alles aufgelöst und ein Großteil nach Oklahoma geschickt werden. G.'s Sohn D. scheint furchtbar zu leiden. Mit finsterer Miene schleicht er durch die Gegend und spricht kaum ein Wort. Ich lasse ihn in Ruhe mit seiner Trauer und helfe lieber S. beim Regeln von allen möglichen Angelegenheiten. Bis ich dann beim Bierchen mit ihr den wahren Grund für D.'s Verhalten erfahre: G. hat einen letzten Willen hinterlassen. In diesem Testament bin ich mit zwei Anteilen an seinem Vermögen als Erbin mit bedacht – dieselbe Anzahl wie D., sein Sohn, den er kaum gekannt hat. Der hat daraufhin eine Szene gemacht und wollte das Testament anfechten. Keine Chance, das Dokument ist rechtsgültig, so wie es ist. Ich bin sprach- und fassungslos. G. liegt gerade mal drei Tage im Grab, und schon geht diese Leichenfledderei los. Das geht mir alles zu schnell und zu heftig, aber ich kann die Sorge von S. jetzt besser verstehen. „Das beste ist, wenn du mal mit D. redest", rät sie mir. „Mir selbst fällt nichts mehr ein, was ich ihm noch sagen soll."

Es dauert eine Weile, bis ich die Kraft und den Mut dazu finde. Am Abend vor meinem Abflug treffen wir uns in der Garage beim Rauchen. Ich spreche ihn an: „S. hat mir von dem Testament erzählt und auch, dass es dir damit nicht gut geht. Gibt es irgendwas, das ich tun kann, damit du nicht auf mich sauer bist?" D. schweigt zunächst verbittert und fängt dann von dem Schuldenberg an zu erzählen, in dem er stecke und dass sein Vater ihn nie danach gefragt, seinen Sohn nie wirklich gekannt habe. „Und ich habe immer gedacht, dass ich finanziell abgesichert sei, wenn meinem Vater etwas zustößt." Mir verschlägt es die Sprache. Wie kann jemand nur derart kalt und berechnend denken und fühlen? Ich kann es einfach nicht begreifen! D. schlägt mir vor, einen Deal zu machen: Ich trete ihm einen meiner Anteile ab und bekomme den anderen dafür in bar ausgezahlt – wir müssten das nur schriftlich machen und alle drei unterschreiben: Er, S., als ernannte Nachlassverwalterin, und ich. Weitestgehend sprachlos erbitte ich mir Bedenkzeit. Solche Entscheidungen kann man nicht mal eben so abends in der Garage treffen.

Den gesamten Rückflug geht mir diese grauenvolle Geschichte nicht aus dem Sinn. Hin und wieder fließen die Tränen unter der schwarzen Augenklappe, die von der Fluggesellschaft zur Reizminderung verteilt wird. Schlaf finde ich keinen. Völlig ausgelaugt und leer komme ich am nächsten Tag auf dem Frankfurter Flughafen an. Ich kann nur ahnen, was in der nächsten Zeit auf mich zukommen wird. Das Drama fängt gerade erst an.

Januar/Februar 2002: Das Chaos

Am nächsten Tag nehme ich all meine Energie zusammen und fahre in G.'s Wohnung. Über acht Jahre hat er dort gelebt, fünf davon mit mir. Es herrscht ein heilloses Durcheinander, und ich weiß nur eins: Das schaffe ich nicht alleine! Mit einem dicken Kloß im Hals gehe ich beklommen von Zimmer zu Zimmer. Überall begegnen mir Erinnerungen an G. – hier ein T-Shirt, dort ein paar Schuhe, ungespültes Geschirr, Krümel auf dem Teppichboden. Ich setze mich an seinen Schreibtisch und weine.

Dicke Tränen tropfen auf die gigantischen, unsortierten Papierstapel. Wie soll das alles weitergehen? Wie viel kann ein einzelner Mensch ertragen? Aber irgendwo muss man ja anfangen, und so beginne ich, die ganzen Papiere zu sortieren und dabei drei Stapel zu machen: einen für die Firma I., einen für seine Tochter S. und einen für mich. Drei Stunden später bin ich damit fertig und verlasse die Wohnung. Genug für heute. Mehr ertrage ich nicht.

Zu Hause erwartet mich mein eigener Mist. Das Finanzamt will eine saftige Steuernachzahlung für 1999 sowie endlich die Steuererklärung für 2000. Ich habe seit Dezember kein Einkommen mehr und überhaupt in 2001 kaum was verdient, weil ich G. begleitet habe. Ich werde wohl einen Kredit aufnehmen müssen, um meine Steuern zahlen zu können. Der Leasing-Vertrag für mein Auto läuft auch aus. Ich hätte mich längst um ein Ersatzfahrzeug bemühen sollen. Aber wann? Meine Wohnung sieht aus wie ein Saustall. Über ein Jahr habe ich hier nichts, aber auch gar nichts mehr gemacht. In der Spüle steht noch das dreckige Geschirr von Dezember. Unser letztes gemeinsames Abendessen hier. Ich wage nicht, es anzurühren. Auf dem Teppich vor der Couch die Erdnussschalenkrümel von G.'s letztem Besuch. Auf dem Tisch die heruntergebrannte Kerze von seinem Todestag. Ich lasse alles so stehen und liegen, wie es ist. KANN das alles nicht anrühren. WILL es auch gar nicht. Stattdessen setze ich mich an den PC und bearbeite die vielen Fotos, die ich in Oklahoma mit der Digicam geschossen habe. Memories. Es tut gut und gleichzeitig weh. Ein paar davon maile ich an S. und an die Eltern.

Am Montag fahre ich zu I., der Firma, in der ich G. kennen gelernt habe und in der er bis zum Schluss gearbeitet hat. Ganz in Schwarz, um meiner Trauer Ausdruck zu verleihen. Auch dort herrscht Betroffenheit und bedrückte Stimmung. Ich gebe G.'s Notebook, Handy und Büroschlüssel in der Buchhaltung ab. B. überreiche ich den Stapel mit Arzt- und Krankenhausrechnungen, die ich in dem Gewirr in G.'s Wohnung gefunden habe. Seit einem Jahr kümmert sie sich darum. Gut, dass ich das nicht auch noch machen muss. Die allgemeine Anteilnahme tut mir gut, weil es ein Stück gemeinsame Trauer ist. Für Freitag plant die Firma eine kleine Gedenkfeier. Wir wollen eine Collage für diesen Anlass anfertigen. Fotos genug habe ich ja – sowohl auf Papier als auch digital.

Ich beginne die Entrümplung von G.'s Wohnung und merke schnell, dass ich das nicht schaffe. Zu frisch sind all die Erinnerungen, zu schmerzhaft die vielen persönlichen Gegenstände. Im Schreibtisch finde ich einen Umschlag. *Personal letter* – persönlicher Brief – steht da in G.'s Handschrift. Ich öffne ihn und finde einen voll gekritzelten Notizblock mit G.'s Tagebuchaufzeichnungen aus der Zeit, als ich in H. in der Klinik war. Ich nehme ihn an mich und lese seinen *Personal letter* noch am selben Abend unter Tränen. Wie sehr er unter meinem Verhalten und der Trennung gelitten hat, wird mir mit jeder Zeile klar. Dass auch er beim Schreiben geweint hat, lässt sich aus dem teilweise gewellten Papier und der verschwommenen Schrift erkennen. Seit diesem Abend kann ich weder schlafen noch essen. Wie konnte ich ihm das antun? Ich habe ihn doch geliebt!

Schließlich rufe ich die Eltern an und bitte um Hilfe. Es ist alles zu viel – die Wohnungsauflösung, Streit mit dem Vermieter wegen der Kündigungsfrist, Erbstreitigkeiten wegen des Testaments, Steuernachzahlung, Auto-Leasing, Schulden –, ich habe den Überblick verloren. Die Eltern versprechen, am Wochenende für ein paar Tage zu kommen und mir mit der Wohnung zu helfen.

Erst mal findet die Gedenkfeier in der Firma I. statt. Mit der Marketingleiterin fabriziere ich am Vormittag noch eine gigantische Collage aus Fotos von G. Die Feier wird traurig-fröhlich – eben genauso, wie G.'s ganzes Leben. Es bleibt kein Auge und keine Kehle trocken. Auch die Chefin schafft ihre Ansprache nicht ohne Tränen. G. war ein besonderer Mensch und als Mitarbeiter und Kollege ein Unikat.

Eine Woche lang schuften die Eltern und ich in G.'s Wohnung. Mami kümmert sich um die Klamotten – dazu wäre ich selbst noch nicht in der Lage –, Papi fährt Müll und Altpapier weg, und ich arbeite mich Stück für Stück durch die Papierberge in G.'s Schränken. Es ist mehr als nur anstrengend, es geht über meine restlichen vorhandenen Energien weit hinaus. Die Akkus sind aufgebraucht, und doch mache ich weiter. Ordnung war nie G.'s Stärke – und das ist milde ausgedrückt! Wichtige Papiere und Dokumente liegen teilweise ganz klein zusammengefaltet zwischen Flugtickets, Hotelprospekten und Ansichtskarten. Nach und nach finde ich seinen verschollenen Pass, seinen internationalen Führerschein, einen verloren geglaubten Autoschlüssel – und dazwischen immer wieder Banknoten aus aller Welt. Eine Flut von bunten Scheinen aus über 30 Nationen – da könnte man eine Ausstellung von machen. Abends überkommt mich der Katzenjammer. Ich trinke zu viel Alkohol und kann keine feste Nahrung mehr bei mir behalten. Nach ein paar Tagen macht sich das bemerkbar. Ich kippe einfach um, knalle mit dem Gesicht gegen ein Regal, schlage mir die Lippe auf und habe fortan ein blaues Kinn. So geht das nicht weiter! Auch die Eltern sind rat- und hilflos. Meine Kräfte schwinden mit meinem Körpergewicht, die Klamotten schlabbern, und ich habe von meiner nächtlichen Sauferei am nächsten Tag noch eine Fahne. Als ich eines Nachts über meinen Couchtisch stolpere und mir ein paar weitere blaue Flecke einfange, schicke ich per E-Mail einen Hilferuf an meinen Psychiater. „Ich brauche einen Termin!“

Dr. B. runzelt die Stirn, während er mir zuhört. Die Situation ist einfach faktisch-real vertrackt, kompliziert und schwierig. Das kann einer allein auch nicht mehr ertragen. Soweit sind wir uns einig. Dass ich mich in alldem mal wieder grenzenlos verzettelt habe, gehört allerdings zu meiner ganz besonderen Note als Borderlinerin. „Was Sie da treiben, ist Selbstzerstörung“, konstatiert der Doc kopfschüttelnd. Natürlich kann er als Arzt meine ganzen Probleme nicht lösen, aber er kann mir helfen, zu sortieren und Prioritäten zu setzen. „Es geht jetzt nicht um G., seine Tochter, seinen Sohn oder die Firma – es geht um SIE!“, schimpft er, als ich den ganzen Papierscheiß beschreibe und alles, was damit zusammenhängt. Mein Gesundheitszustand sei bedenklich und eine Bremse mehr als notwendig. Er bietet mir an, mich ein paar Tage in der Klinik aufzunehmen, damit ich wieder einen Funken Struktur und Abstand kriege. Ich lehne ab. „Hier hätte ich keine Ruhe, bevor draußen nicht irgendwie alles am Laufen ist.“ Das sieht er ein, empfiehlt mir aber dringend, mit dem ganzen Schlamassel einen Anwalt aufzusuchen. Er drückt mir einen Zettel mit der Adresse und Telefonnummer einer Anwältin in die Hand, die er persönlich kennt und die für so einen Fall kompetent ist. Ansonsten machen wir erst mal einen weiteren Termin aus.

Drei Tage später sitze in in Frau E.’s chaotischer Anwaltskanzlei. Obwohl ich mir eine Liste mit Topics gemacht und auch die wichtigsten Papiere mitgebracht habe, fällt es mir schwer, diesen komplexen Fall zu beschreiben. Frau E. hört mir geduldig zu, macht sich Notizen und fragt nach. Auch sie schlägt die Hände überm Kopf zusammen. Eine Stunde lang klamüsern wir alles auseinander und kommen zu dem Schluss, dass ich die nötigen Vollmachten aus den USA brauche, um hier alles regeln zu können. Allein, um einen Einblick zu haben, was auf G.'s Konto so alles passiert. Alle Kosten, die mir bei der Regelung von G.'s Sachen hier entstünden, müssten aus dem gesamten Nachlass finanziert werden. Das beruhigt mich zwar etwas, löst aber noch lange nicht das aktuelle Problem, dass ich derzeit blank bin und sämtlichen Zahlungsaufforderungen nicht nachkommen kann. Und das mit dem Erbe kann noch was dauern.

Anschließend fahre ich in die Firma I., um bei B. den Umschlag mit den von G.'s US-Krankenversicherung zurückgeschickten kompletten Krankenhaus- und Arztrechnungen von 2001 abzugeben. Er hatte sie mit dem falschen Formular bei der falschen Stelle im falschen Staat eingereicht. Auch das noch! Ich hoffe auf B.'s Unterstützung. Aber die schmeißt mir eiskalt und abweisend einen weiteren Brocken vor die Füße: „Ich habe mit diesen ganzen Rechnungen jetzt nichts mehr zu tun. Hier ist der Ordner. Da kannst du dich jetzt drum kümmern als seine Erbin!" Kalter Neid und Hass spricht nicht nur aus ihren Worten, sondern aus ihrem ganzen Verhalten. Zutiefst verletzt und restlos überfordert suche ich mit dem gesamten Papierkram das Weite.

Das war der berühmte Tropfen, der das Fass zum Überlaufen brachte! Den ganzen Nachmittag wühle ich mich durch die zurückgeschickten Rechnungskopien. In meinem Kopf dreht sich alles im Kreis. Ich bin am Ende und fange an zu trinken. Irgendwann in der Nacht schreibe ich eine verbitterte E-Mail an B., dass ich hiermit sämtliche Vollmachten und Verpflichtungen ablehne und dass allein seine ernannte Nachlassverwalterin S. in Oklahoma City die Verantwortung für dieses Chaos hier hat. Völlig durchgeknallt und wütend.

Klar, dass ich am nächsten Mittag, als ich völlig verkatert vor dem Computer sitze, eine bitterböse unter die

Gürtellinie gehende, verletzende Mail von B. als Reaktion vorfinde. Ich sei ja nur auf G.'s Geld scharf und würde mich um die menschliche Seite gar nicht kümmern. Da bricht bei mir alles zusammen. Kurzentschlossen packe ich meine Klamotten und fliehe in die Klinik. Nicht ohne noch eine kurze Mail zurückzuschreiben, dass ich bis zum Eintreffen der ganzen Vollmachten erst mal gar nichts mehr tun und danach den gesamten Kram wegen psychisch-physischer Überforderung einem kompetenten Rechtsanwalt übergeben werde. „Im Übrigen bin ich ab sofort bis auf weiteres in der Psychiatrie", lautet der letzte Satz. Punkt!

***

Und hier liege ich nun auf meinem Bett in der psychiatrischen Kriseninterventionsstation und starre Löcher in die Luft. Durchgeknallt ist gar kein Ausdruck mehr dafür. Ich war drauf und dran, G. zu folgen. „Das hätte G. aber nicht gewollt", grübele ich Dr. B. entgegen. „Mensch, Mädchen, es geht jetzt nicht darum, was G. gewollt hätte oder nicht. Es geht darum, was SIE wollen und können." – „Mir wäre es am liebsten, er hätte mich aus dem ganzen Scheiß rausgelassen. Ich will die Kohle gar nicht!" – „Er hat Sie aber mit einbezogen und sich auch sicherlich etwas dabei gedacht. SIE müssen für SICH eine Form finden, damit umzugehen. Stecken Sie Ihre Grenzen ab. Lassen Sie sich nicht überfahren." Grenzen – das magische Wort in meinem Leben. Da habe ich noch ein Stück Arbeit vor mir! Ich denke lange über diese Grenzen nach und beschließe, mich jetzt erst mal um meinen eigenen Kram zu kümmern und wieder für Einkommen zu sorgen, bevor ich mich an G.'s Nachlass mache. Es wird nichts so heiß gegessen, wie's gekotzt wird. Apropos Kotzen – ich muss aufstehen. Ich habe ja heute Küchendienst!

Zum Schmökern (eine Auswahl):

- Bäuml, J. u. a.: Psychosen aus dem schizophrenen Formenkreis. Ein Ratgeber für Patienten und Angehörige, Springer-Verlag, Berlin 1994.
- Bock, Th./Deranders, J. E./Esterer, I. (Hg.): Stimmen*reich. Mitteilungen über den Wahnsinn, Psychiatrie-Verlag, Bonn 1996.
- Bock, Thomas: Achterbahn der Gefühle. Leben mit Manien und Depressionen, Herder-Verlag, Freiburg im Breisgau 1998.
- Burke, Ross David: Wenn die Musik verstummt. Meine Reise in die Schizophrenie, Kiepenheuer & Witsch, Köln 1997; aus dem Amerikanischen von Clara Drechsler.
- Dörner, Klaus/Plog, Ursula/Teller, Christine/Wendt, Frank: Irren ist menschlich. Lehrbuch der Psychiatrie und Psychotherapie, Psychiatrie-Verlag, Bonn (überarbeitete Neuausgabe 2002).
- Finzen, Asmus: Medikamentenbehandlung bei psychischen Störungen. Leitlinien für den psychiatrischen Alltag, Psychiatrie-Verlag, Bonn 1996 (11. Auflage).
- Friebel, Volker/Puhl Widmar: Depressionen – Erkennen, vorbeugen, behandeln, Midena-Verlag, Küttigen/Aarau 1996.
- Giernalczyk, Thomas: Lebensmüde. Hilfe bei Selbstmordgefährdung, Kösel, München 1995.
- Gneist, Joachim: Wenn Haß und Liebe sich umarmen. Das Borderline-Syndrom, Piper-Verlag, München 1995.
- Green, Hannah: Ich habe dir nie einen Rosengarten versprochen. Bericht einer Heilung, Rowolt TB, Reinbeck 1978.
- Hiß, Paul: So finden Sie den richtigen Therapeuten, Campus-Verlag, Frankfurt 1998.
- Janssen, Ludwig (Hg.): Auf der virtuellen Couch. Selbsthilfe, Therapie und Beratung im Internet, Psychiatrie-Verlag, Bonn 1998.

- Kempker, Kerstin: Mitgift. Geschichten vom Verschwinden, Peter Lehmann Antipsychiatrie-Verlag, Berlin 2000.
- Keßler, Nicole (Hg.): Manie-Feste. Frauen zwischen Rausch und Depression. Drei Erfahrungsberichte, Psychiatrie-Verlag, Bonn 1995.
- Knuf, Andreas (Hg.) Leben auf der Grenze. Erfahrungen mit Borderline, Psychiatrie-Verlag, Bonn 2002.
- Knuf, Andreas/Seibert, Ulrich: Selbstbefähigung fördern. Empowerment und psychiatrische Arbeit, Psychiatrie-Verlag, Bonn 2000.
- Kreismann, J. Jerold und Straus Hal: Ich hasse dich, verlass' mich nicht. Die schwarzweiße Welt der Borderline-Persönlichkeit, Kösel Verlag, München 1999.
- Mentzos, Stavros: Depression und Manie. Psychodynamik und Therapie affektiver Störungen, Vandenhoeck & Ruprecht, Göttingen/Zürich 1996 (2. Auflage).
- Redfield Jamison, Kay: Meine ruhelose Seele. Die Geschichte einer Depression, C. Bertelsmann Verlag, München 1997.
- Stark/Bremer/Esterer (Hg.): Ich bin doch nicht verrückt. Erste Konfrontation mit psychischer Krise und Erkrankung, Psychiatrie-Verlag, Bonn 1998 (Neuauflage 2002).
- Stegmann, Hermann: Von der Seele reden. Vorträge über die Psyche und ihre Krankheiten, Edition Grohberg, Bad Schwalbach 1994.
- Tschuschke, Volker: Nützt mir Psychotherapie? Hilfen zur Entscheidung, Vandenhoeck & Ruprecht, Göttingen 1998.

Internet-Links zum Thema finden sich unter www.hotpoets.de

Literarische Erfahrungsberichte im Verlag House of the Poets

Cornelia Römer: Leben, die Zweite. Krebs – Eine Krankheit führt Regie?! 2. Aufl. 2000 (House of Experience 1). 188 Seiten. ISBN 3-9806883-1-3. 13,70 EUR

In diesem autobiographischen Erfahrungsbericht gibt die 23-jährige Autorin Cornelia Römer äußerst intensive Einblicke in ihren ureigenen Umgang mit der Diagnose Krebs. Sehr offensiv und persönlich dokumentiert sie im Zentrum des Berichts den Zeitraum vom Ausbruch der Krankheit bis hin zur einjährigen „Krebsfreiheit“ im November 1999.

Nachdenklich und bisweilen auch humoristisch arbeitet Cornelia Römer den bisher wichtigsten Abschnitt ihres Lebens auf. Eines ist dabei stets offensichtlich: die unbedingt positive Grundeinstellung der Autorin zum Leben.

„Leben, die Zweite“ ist lehrreich aber nicht belehrend, spannend aber nicht dramatisch.

Juliane Rüschenpöhler: Krebs hin, Krebs her – Das Leben geht weiter! Eine unspektakuläre Heilung von Brustkrebs. 2. Aufl. 2003 (House of Experience 3). 155 Seiten. ISBN 3-9806883-6-4. 13,90 EUR

Der Psychologin Juliane Rüschenpöhler gelingt mit dieser ebenso bewegenden wie reflektierenden Schilderung ihrer Krebserkrankung ein sehr lebendiger und authentischer Erfahrungsbericht. Neben der Schilderung der im Hinblick auf die Krankheit ganz individuel erfahrenen Ängste bietet die Autorin präzise Analysen, die deutlich über die Beschreibung des eigenen Schicksals hinausgehen. Äußerst eindrucksvoll ist in diesem Zusammenhang der Schlussteil des Buches gearbeitet, in dem die Fragen, mit denen an Krebs erkrankte Menschen in der Regel konfrontiert werden, gestellt und ungewöhnlich, aber stets wohl durchdacht beantwortet werden.